KB254102

내 건강 비법

오도산 일출(사진 배원태)
자연이란 무엇인가?
바로 태양이요, 산이요, 물이요,
공기며, 생명의 탯줄이다.
빛은 실로 아름답고 산 또한 장엄하니,
용솟음치는 그 정기(精氣)는
온누리에 충만해 있다.

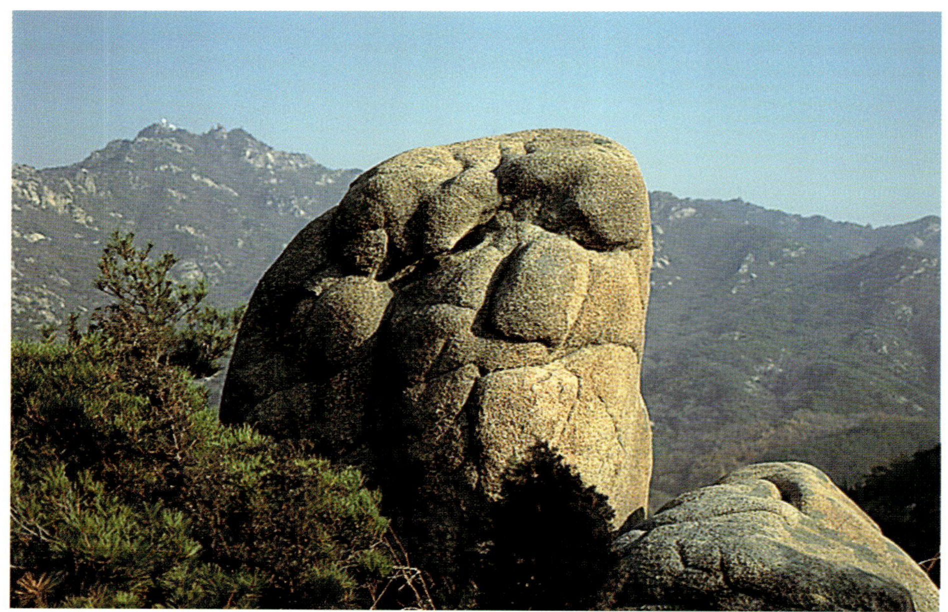

관악산 얼굴바위(사진 유완석)
우리가 늘 자연에 순응하는 생활을 지켜 나간다면 우리의 몸에 내재되어 있는 생명력 역시 우리에게 미소를 지을 것이요, 나아가 인간은 소우주(小宇宙)임을 스스로 입증시켜 줄 것이다.　　　－본문 중에서－

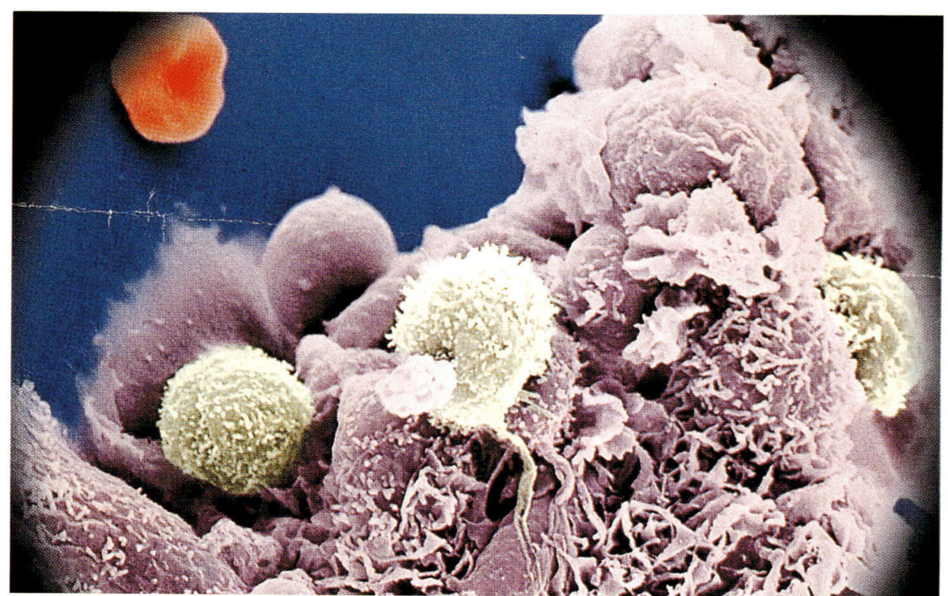

백혈구(연두색)와 암세포의 사투
인체의 자연치유력이란 바로 원초적 생명력이며, 이는 결국 피의 질로써 결정된다.
"기혈(氣血)이 맑으면 만병이 물러간다."는 명제는 이 책의 일관된 화두요 철학이라 할 것이다.　　　－본문 중에서－

내 건강 비법

책 머리에

이 책은 1994년도에 〈내 병은 내가 고친다〉라는 제목으로 처음 출간된 이래, 2000년도에 지금의 제목으로 바뀌어 증보 출간되었다. 이제 다시 10년이 흘러 재개정판을 내게 되니 감회가 새롭다.

이 책을 처음 쓰게 된 동기는 1992년, 병원에서도 소생하기 어렵다고 진단한 어머님의 중병(말기 폐암과 뇌출혈) 치유와 직접적인 관련이 있다. 당시 가족 모두가 한마음 한 뜻이 되어 어머님을 지극히 간호하였다. 그리고 그러한 정성이 통하였는지 어머님께서는 정말 기적적으로 쾌차하셨다.

이러한 치병의 가족사를 잘 정리하여 우리의 아들·딸들에게 교훈으로 남겨주자는 형님의 제안에 마음이 움직였기 때문에 저술을 생각하게 되었다. 그리고 이왕 쓸 바에는 '자연의학의 교과서'로 남을 수 있도록 제대로 한번 써보자는 욕심이 솟구쳐서 시도하게 되었던 것이다.

당시 필자는 자연의학에 크게 심취되어 있었고, 병원에서 포기한 어머니의 중병을 직접 지휘하여 치유했다는 그 자부심 또한 교만함의 수준에 가까울 정도였다. 지금 생각해보면 실소를 금치 못할 일이나 역설적으로 그런 마음이 책을 쓰는 데 큰 동력이 되었을 것이라 어림짐작해 본다.

초판 출간과 관련하여 기억에 남는 몇 가지 일화가 떠오른다. 필자가 잘 알고 지내던 대학교수 한 분이 한의사인 자신의 학교 후배에게 좋은 건강책을 하나 소개해 달라 했다고 한다. 그런데 그 한의사가 칭찬과 함께 필자의 책을 추천하더라는 것이다. 참으로 과분한 평이라 쑥스러우면서도 뿌듯한 마음이 일어났던 것 또한 사실이다.

2000년도 개정판의 추천사를 쓴 조의호 회장님도 초판 책을 보고 나서 감동을 받았다고 하며, 생면부지의 필자를 찾아와 인연을 맺었던 분이다.

솔직히 말해, 건강에 관한 책 출간은 아무래도 '의사들을 포함한 보다 전문적인 분들의 몫'이 아니겠는가 하는 생각을 그동안 많이 해왔고 이런 맥락에서 그냥 절판하려고 하였다.

하지만 이 책으로 인연을 맺은 많은 분들이 '책임과 봉사'라는 의미로 접근하라는 조언을 하였고 이를 받아들여 개정판을 내기로 결심하였던 것이다. 또한 근래에 들어 물에 대한 관점이 크게 바뀌었기 때문에 물과 관련된 책 전반의 흐름을 새롭게 정리할 필요가 있었던 점도 적지 않게 영향을 주었다.

책을 다시 살펴보면서 중간 중간에 보이는 훈계조의 치기 어린 문장을 볼 때는 쓴 웃음을 짓지 않을 수 없었다.

다만 온라인상의 적지 않은 카페와 개인 블로그 등에 필자의 책 내용이 제법 많이 인용되고 있는 점 등을 들어 아직은 상당한 생명력을 인정받고 있는 것으로 자위해 본다.

이번 개정판의 핵심특징은 물에 대한 관점을 보다 명확히 하였다는 것이다.

상온의 생수 예찬론자에서 뜨거운 물 예찬론자로 입장을 정립함에 따라 이와 관련된 상당부분의 내용을 수정하고 보완하였다. 또한 기본적으로 중요하다고 생각되는 부분은 더욱 보강하였지만 꼭 필요한 내용이 아니라고 여겨지는 곳은 과감히 정리하였다. 결과적으로 40여 쪽이나 줄이게 되었다.

필자는 "나무 한 그루로 숲이 되지 않는다"는 속담을 인생의 좌우명으로 삼고 있다.

이 책이 건강이라는 아름다운 숲을 나름대로 가꾸어 가는 모든 분들에게 그런대로 괜찮은 한 그루 나무로서의 의미가 될 수 있다면 그저 고마울 따름이다.

인연(因緣)이 있어 이 책을 접하게 된 모든 분들과 그동안 변함없이 믿어주고 아껴주신 고마운 분들에게 이 자리를 빌어 다시 한번 진심으로 감사드린다.

늘 건강하고 언제나 행복하소서!

2010. 6

김 용 판

추천사

　현대 의학의 한계가 노출되면서 요즘 들어 대체의학 바람이 거세게 불고 있다. 인간의 몸은 과학으로 설명될 수 있는 것보다 그렇지 않은 게 더 많다고 본다.

　모든 것을 수학 공식화 하는 현대 의학의 맹점이 이 책을 탄생시킨 배경일 것이다.

　저자는 병원에서 포기한 말기 폐암과 뇌출혈인 어머니 질병을 손수 치료하며 얻은 경험을 바탕으로 수많은 자연 치료법을 연구하고 일목요연하게 정리하였다.

　특히 저자는 질병 치유의 원동력을 자연 치유력의 회복으로 보고 이를 자연의학적 시각에서 뿐만 아니라 한의학의 핵심 사상인 수승화강(水昇火降) 원리와 일관성 있게 접목시키는 것을 볼 때 한의사인 나 자신도 감탄하지 않을 수 없다.

　실제로 이 책에 실려 있는 다양한 건강 요법들은 저자가 직접 체험 해보지 않고서는 쓰기 어렵다는 것을 알 수 있다.

　의심하지 말고 한번 실천해 보자.

2001년 4월
대활한의원 원장 이　성　호

추천사

‘의식동원(醫食同源)’ 이라는 말이 있다. 음식을 제대로 먹으면 약이요, 잘못 먹으면 곧 병이 된다는 것이다.

이 책은 이와 같은 식이요법뿐만 아니라 음식·운동·심리요법 등을 중심으로 각종 질병의 예방과 치유 방법에 대해 종합적인 시각에서 접근하고 있다.

특히 저자는 이 책 말미에 노모(老母)의 중병을 치유할 때 짠 일과표를 구체적으로 제시하여 치병 사례를 공감하기 쉽게 소개하고 있다.

누구든지 이 책을 가까이 두고 생활 의학의 지침서로써 폭넓게 활용한다면 스스로의 건강관리에 큰 도움이 되리라 보며 일독을 권한다.

오래전부터 인연을 맺어온 김용판 서장이 바쁜 공직 생활에도 불구하고 국민 건강에 도움이 될 좋은 책을 저술한 데 대하여 진심으로 축하드린다.

2001년 4월
사단법인 한국신용분석사회
회장 조 의 호

차 례

제3장　자연치유력의 기초

－ 정신과 육체의 기초, 음식 －

제1장

자연치유력의 본질
- 하늘이 내린 의사, 자연치유력 -

자연치유력이란 무엇인가?
증상은 자연치유를 위한 생명 활동
자연치유력의 지표, 기혈
체질은 개선되는가?

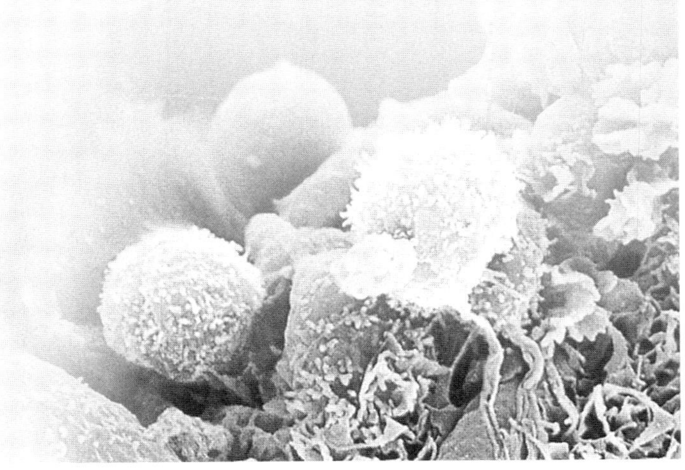

자연치유력이란 무엇인가?

자연치유력을 되살리는 것이
건강 회복의 근본 비결이다.

❖ 인체의 항상성(恒常性) 유지능력과 면역능력

더우면 땀을 통해 체온을 조절하고, 체액이 부족하면 갈증을 통해 물을 마심으로써 체액을 조절하게 된다.

이와 같이 우리의 몸은 몸에 가해지는 어떤 조건과 환경의 변화에도 항상 같은 상태를 유지하려는 자기조절 능력을 가지고 있다.

우리의 건강과 생명은 이러한 항상성(Homeostasis) 유지 활동으로 인해 유지되는 것이며, 이는 우리 인체가 가지고 있는 원초적이면서도 신비한 생명력이다.

사람은 태생적으로 일정한 내부온도를 가져야 건강한 상태를 유지할 수 있는 온혈(溫血)동물이다. 이 점에서 유지해야 할 항상성중 체온유지가 가장 중요하며 근원적이라 생각된다. 사람의 적정체온은 체온계로 측정되는 36.5도가 일반적인 지표이다. 그러나 이 온도는 겉에 있는 열을 측정한 것에 불과하며 오장육부를 구성하는 세포들의 온도 즉, 몸 내부온도는 이와 달리 최하 38도에서 45도라고 보면서 이 온도를 '생명온도'로 보는 견해[*]가 있다.

정상세포는 50도 전후해서 세포가 사멸하는 데 반하여 종양세포는 42.5도 정도에서 사멸하는 특성이 있다. 그러므로 온도를 42.5~45도 사이로 유지하면 정상세포는 살리면서 종양세포를 죽일 수 있는데 이를 응용한 것이 온열치료[**]이다.

이러한 사실에 비추어 생명온도는 최하 38도에서 45도라고 보는 견해가 설득력이 있다고 보며 필자는 무엇보다도 체험적으로 생명온도설에 적극 공감한다.

어쨌든 뱃속을 따뜻하게 하는 생활습관을 형성하는 것이 건강유지에 있어서 무엇보다도 중요함을 알 수 있다.

한편 어떤 상처를 입었을 경우, 우리가 의식하지도 못하는 사이 그 상처가 깨끗이 나아 있었던 경험을 누구나 가지고 있다.

---

* 김종수, 뜨거우면 살고 차가워지면 죽는다. 정신세계원
** 〈가정의학대사전〉, 암의 온열요법편, 금성출판사

인체는 외부독소를 퇴치하면서 스스로 질병을 치유하는 면역능력을 가지고 있는 것이다.

우리 인체가 가지고 있는 이러한 항상성 유지능력과 면역능력을 총칭하여 '자연치유력(自然治癒力)이라 부르는 것이 적절하다고 생각한다.

∷ 자연치유력은 하늘이 내린 의사

자연치유력의 존재 자체에 대해서는 누구나 인정하고 있지만 그 강도에 있어서는 의학관에 따라 많은 차이가 있다.

이 책은 일본 서승조(西勝造) 선생의 니시(西式) 건강법과 미국의 화이트(E.G White) 여사에 의해 주창된 NEWSTART* 건강법 및 우리나라 전승 민간요법 등에 그 뿌리를 두고 있다.

위 자연건강법들은 상호 미묘한 차이도 있지만 큰 흐름으로 봐서는 공통적으로 "체내에 쌓여 있는 온갖 독소들을 대청소하여 우리 몸의 자연치유 능력을 되살리는 한편, 이를 강화할 수 있는 올바른 생활 습관을 형성하는 것이 건강 회복의 비결이다"라는 것으로 요약될 수 있다고 본다.

---

* 영양(Nutrition), 운동(Exercise), 물(Water), 햇볕(Sun light), 절제(Temperance), 공기(Air), 휴식(Rest), 신앙(Trust in God)을 나타내는 영어 단어의 머리글자를 딴 것

　　사실 이 책은 1992년 병원에서 소생하기 어렵다고 진단한 어머니의 폐암과 뇌출혈이 낫게 된 보다 체계적인 자연치유 논리를 찾는 과정에서 생겨났다고 해도 과언이 아니다.

　　'하늘이 내린 의사'로 불려 마땅한 자연치유력의 의미를 되새겨 보면서 문득 옛 스님의 한 오도시(悟道詩)를 떠올리고 싶다.

永日尋春不見春(영일심춘불견춘)
芒鞋踏罷瓏頭雲(망혜답파롱두운)
歸來笑撒梅花臭(귀래소살매화취)
春在枝頭已十分(춘재지두이십분)

종일토록 봄 찾아도 봄은 보지 못하고
짚신만 다 닳은 채 구름 밟고 다녔네
뜰 앞에 돌아와서 매화 향기 맡으니
봄은 이미 가지 끝에 무르익어 있는 것을

증상은 자연치유를 위한 생명 활동

어떤 증상이든 생명 활동의 일환으로
자연치유의 작동 신호음이다.

∷ 건강과 질병의 의미

건강의 의미

흔히 쓰고 있는 '건강'에 대해서 막상 그 개념을 정리해 보려하면 결코 만만치 않다.

통상적으로 "병이 없는 상태"를 건강으로 보면 틀리지 않을 것이다.

그러나 건강관리에 가장 중요한 것이 인체의 항상성 유지라는 측면에서 볼 때는 건강개념에 환경과의 적응문제가 좀 더 고려되어야 한다고 본다.

이 점에서 "건강이란 생명체로 하여금 환경의 불확실성에 적응할 수 있도록 생명체가 여분의 능력으로 가지고 있는 잠재적인 힘” 으로 규정하는 견해*는 상당한 의미가 있다고 생각된다.

이를 테면 운동을 통하여 허벅지 근력을 보다 강화하여 당분저장능력 등을 좀 더 크게 하는 것 등은 우리 몸의 비축분을 높이는 것이며, 건강을 보다 적극적으로 관리하고 있는 것으로 볼 수 있다.

질병의 의미

같은 맥락으로 질병이란 ‘인체의 항상성을 유지하려는 자기 조절 능력이 장애를 일으켜 인체 내부의 균형이 깨어진 상태’ 라고 볼 수 있다. 이때 자기 조절 능력에 장애를 초래한 요인에 대해서는 관점에 따라 미묘한 차이가 있다.

19C 프랑스의 루이 파스퇴르에 의해 정립된 ‘병의 원인은 세균’ 이라는 논리의 세균설(細菌說)은 현대 서양 의학이 금과옥조로 여기고 있는 병리관이다.

이 논리는 해로운 세균 때문에 병이 생겼으므로 세균을 박멸해야 한다는 인식을 기본 철학으로 삼고 있다.

이에 대해 병을 일으킨 진범은 세균이 아니라 개인의 잘못된 식습관 등으로 혈액의 질이 나빠져서 세균이 번식하기 좋은 환경을 만들어 주고 있는 체질, 즉 나쁜 혈액이 병인이라고 보

---

* 조르주 깡기엠, 역사와 과학철학연구, 1968

는 혈액설(血液說)이 자연의학자들을 중심으로 제기되고 있다.

한편 《황제내경》을 중심으로 하는 전통 한의학의 입장에서는, 인체의 오장육부는 음양과 오행의 기운을 가지고 있으며, 이 기운이 서로 교차하여 균형을 이루어야 하는데, 그 균형이 파괴되면 병이 된다고 보는 것이다.

오늘날 세균설에 입각한 항생 물질의 개발은 눈이 부실 정도이고 그 효과 면에서는 놀라운 결실을 거둔 예도 많다. 그러나 그만큼 병원균의 내성 또한 강해졌다.

그 결과 항생 물질 남용으로 인한 기형아 출산 등의 부작용 사례를 언론을 통해 심심찮게 보고 들을 수 있게 되었다.

어느 새 약으로 모든 병을 고치겠다는 과신에서 유래된 의원병(醫原病) 또는 약원병(藥原病)이라는 새로운 병이 현대병의 하나로 자리 잡게 된 때문이다.

특히 각종 암, 당뇨, 심장병과 같은 성인병은 실제로는 어린 이들에게도 나타나고 있으므로 잘못된 식생활에 의한 문명병 또는 식원병(食原病)이라 부르는 게 보다 적절한 표현이리라 생각된다.

식원병이 아닌 세균성 질환이라는 것도 어떤 사람은 걸리고 어떤 사람은 걸리지 않는 것을 볼 때, 세균 자체보다는 허약한 체질에 더 큰 원인이 있다는 데 동의하지 않을 수 없다.

따라서 세균을 죽이는 항생제 등 타력에 의존하려는 소극적인 마음보다는 스스로 체질을 강화하여 만병을 예방하고 치

유하겠다는 적극적인 마음을 가지는 것이 무엇보다도 중요
하다.

:: 증상이 요법

현대 서양 의학의 기본 철학은 어떤 증상이 있으면 이를
바로 질병으로 보고(증상=질병) 이 증상을 어떻게 없애느냐 하
는 대증요법이 핵심을 이룬다고 볼 수 있다.

이를테면 열이 날 때 열 그 자체를 병으로 인식하여 아스
피린 같은 해열제를 먹이고, 설사가 나면 설사를 멈추게 하는
지사제를 사용하여 증상이 없어지면 병이 나았다고 보는 시각
이다.

사실 이러한 대증 요법이 당장은 효과를 본다 하더라도 자
칫 병근을 더 키우는 경우가 있음을 많은 선지자(先知者)들은
경고하고 있다.

특히 인체가 자연에 가장 잘 적응된 체계인 항상성 유지
기능을 내재하고 있어 우리 몸에서 일어나는 현상은 크건 작
건 간에 모두가 생명 활동으로써, 어느 하나도 의미 없이 이루
어지는 것은 없다는 것이다.

이러한 입장에서는 설사가 일어나는 경우, 위장이나 소장
또는 대장 등에 일종의 유독 물질이 침입하거나 생겨났을 때
그 독성분이나 세균을 내보내려는 인체의 필사적인 노력의 결
과로 인식하여 오히려 배설을 돕는 질 좋은 생수를 따뜻하게

해서 듬뿍 마시게 하고 소식을 하거나 하루 정도 단식하는 창
법을 택하게 된다.

피로(疲勞)현상에 대해서도 피로를 느끼는 그 자체는 우리
인체의 자체 방어기능으로 일종의 안전장치요, 생명력의 귀중
한 충고로 보게 된다.

만약에 과로하는데 피로감을 느끼지 못한다면 뇌나 장기
등에 과도한 작용이 일어나 전체적으로 큰 손상이 올 것임이
명백한 것과 같이 피로를 느끼는 자체는 이제 그만 좀 쉬라고
경고해 주는 생명유지 활동의 신호음인 것이다.

자연치유는 불균형 제거에서

이와 같이 자연치유 건강법의 기본 철학은 인체의 완전성
을 전제로 하여 현재의 불균형을 제거해 주면 저절로 건강이
회복된다는 가정에서 출발한다.

즉, 인체의 항상성 유지는 자연이라는 대우주와 인체라는
소우주의 조화를 말하는 것으로, 인체의 특정 부위의 치료에
서 그치는 것이 아니라 전체적인 조화 체계를 꾀하여 몸 안의
병 전부가 동시에 치료될 수 있게 한다.

따라서 특정 부위를 치료하기 위해 다른 특정 부위를 해치
는 치료법의 선택은 정말 신중히 고려하여야만 하지 않을까?

그렇다면 어떻게 하여야 하는가? 때로는 썩어버린 부분을
과감히 도려내어야 할 때도 있고 효험 있는 약을 써야 할 때도
있을 것이다.

그러나 결국은 잘못된 생활 습관을 올바르게 바꾸어 위축되어 있는 생명력을 되살려야 한다. 특히 체내의 독소를 제거하여 생명의 물질인 피를 맑게 하고 잘 순환시켜야 한다는 데에 귀결된다고 본다.

자연치유력의 지표, 기혈(氣血)

자연치유력이란 결국 피의 질로써 결정된다.

:: 기와 혈은 상호 의존적 관계

기(氣)의 개념은 일정치 않으나 한의학적 입장에서는 기의 통로인 경락(經絡)을 순행하면서 우리 인체의 모든 기관을 보호하는 생체에너지로 본다.

기와 혈의 상호 관계에 대해서는 실체가 없는 기는 실체가 있는 혈에서 그 물질적 기초를 받아 비로소 작용을 하고, 또한 혈은 기의 보호를 받아 혈맥을 순행하는 것으로 보는 등 상호 의존적 관계로 인식한다

현대의학에서는 피의 분석을 통하여 수십, 수백 가지의 놀랄만한 건강 정보를 밝혀내고 있다.

현재까지 밝혀진 피의 작용을 간단히 정리해 보면 피에는

수백 가지 물질이 섞여 있지만 특히 적혈구와 백혈구의 작용이 가장 의미가 있으며 중요하다고 본다.

:: 적혈구, 영양소와 산소 공급자

우리 몸(세포)에 필요한 영양소와 산소는 적혈구가 날라준다. 그리고 불필요한 쓰레기를 거둬간다. 한마디로 생명의 보급원이다.

이러한 적혈구는 1ℓ의 혈액 내에 약 450만~500만 개가 있으며 평균 수명이 120일 정도인 것으로 알려져 있다.

사람의 몸 가운데 뇌는 그 무게가 몸무게의 2%밖에 안 되지만 몸 전체에 필요한 산소와 혈액의 20%를 소비한다. 만약

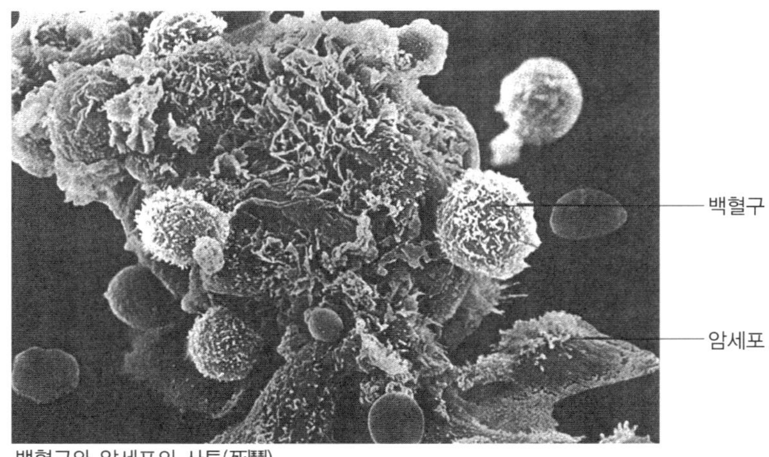

백혈구와 암세포의 사투(死鬪)

이 뇌에 3분 이상 산소가 공급되지 않으면 우리의 생명은 지속될 수가 없다.

이렇듯 중요한 산소는 적혈구를 통해서만 뇌를 비롯한 신체에 전달된다. 그러니 적혈구야말로 인체의 생명유지 활동에서 가장 중요한 위치를 차지한다고 할 수 있다.

:: 백혈구, 치병 전선의 특공대

병균 등 낯선 유해 물질이 침투했을 때 이들과 전투를 벌여 집어삼키는 역할을 담당하는 것이 다양한 형태로 나타나는 백혈구(T 임파구, 킬러 세포, 대식 세포 등)이다.

이 백혈구의 활동이 왕성할 때는 어떤 병마도 근접할 수 없지만 반면 그 활동이 미약할 때는 병마가 세력을 잡게 되며, 약 등의 다른 힘에 기댈수록 이 백혈구의 활동력은 더욱 약화된다.

또한 백혈구도 다른 세포와 마찬가지로 적혈구가 보급해주는 산소와 영양분으로 활동하게 되는 세포이므로, 피가 맑고 잘 순환되어야 그 식균 활동 또한 왕성하게 될 것임은 당연하다.

따라서 현대 의학적인 연구 결과에 의해서도 기혈(氣血)이 맑으면 만병이 물러간다는 명제는 성립되는 것이다.

한편, 이 피의 생성과 관련하여 현대 의학의 정설과는 달리 일부 자연의학자들에 의하여 주장되는 장조혈설 및 적혈구 세포 변화설 등에 대해서는 제2장 「숙변」과 「단식」편에서 자세히 살펴보기로 한다.

체질은 개선되는가?

체질이란 유전적 요인과 환경적 요인의 산물이다.

:: 한의학에서의 체질론

선천적으로 강건한 체질을 타고난 사람이 있는 반면 병약한 체질을 타고난 사람이 분명 있다.

또한 어떤 사람에게는 인삼(人蔘)이 명성 그대로 보약이지만 사람에 따라서는 오히려 해(害)가 되는 경우도 있는 것이 사실이다. 사람에 따라 체질이 다른 것이다.

따라서 체질에 맞는 음식과 약이 무엇인지 안다는 것은 상당한 의미가 있다.

한의학에서는 이러한 4상체질이나 8체질론에서의 체질은 기본적으로 유전인자에 의해 결정되는 것으로써 체질의 특성 그 자체는 결코 변하지 않는다고 본다.

오늘날 사상의학과 체질론에 바탕한 진단과 처방으로 놀

라운 치료 효과를 거두고 있는 예를 보기란 어렵지 않다.

그러나 체질을 구분하는 다양한 방법이 제시되고 있지만 체질을 정확히 안다는 것은 참으로 어려운 문제다.

우리가 정말 고명한 분을 만나 자신의 체질을 정확히 알고 그 체질에 적합한 식단이나 약을 처방 받는다면 정말 행운이라고 생각된다.

그러나 체질을 정확히 모른다고 하여 지나치게 걱정할 필요는 없다. 좋은 물, 맑은 공기, 적당한 운동, 긍정적이면서도 건전한 정신, 그리고 섬유질이 풍부한 콩 등의 자연식품은 체질과 관계없이 누구에게나 좋은 것이다.

자연치유 건강법의 가장 중요한 명제는 피를 맑게 하는 것이요, 또한 이를 잘 순환시키는 것이다. 자연에 순응하면서 자연의 법칙에 맞는 생활을 하게 될 때 체질에 대해 지나치게 연연할 필요는 없는 것이다.

이는 세계 장수촌 사람들이 자기의 체질에 맞추어 일일이 식단을 짜지 않아도 자연에 순응하는 식생활을 함으로써 100살이 넘도록 건강하게 잘 사는 것을 보면 알 수 있다.

더욱이 이들 장수촌에도 문명의 물결이 밀어닥치면서 차츰 병든 사람들이 늘어 간다는 사실에서 자연 순응 건강법의 의미가 더 크게 느껴지게 된다.

이것은 무엇을 의미하는가?

우리가 자연에 순응하는 생활을 하는 한 우리 몸에 결핍

된 요소는 식욕(食慾)을 통해 요구되고, 그렇지 않은 것은 배척되는 등 일종의 자동제어 장치가 작동하게 된다는 것이다.

문제가 있다면 오늘날과 같은 문명 공해 시대를 살다보니 우리의 미각 등이 너무나 오염된 데다가 나쁜 식습관에 의해 이러한 조절 장치가 마비되다시피 한 점이다.

:: 역학에서의 체질론

일부 역학자 중에서는 생년월일, 즉 사주(四柱)로 체질을 보는 운기론(運氣論)을 주장하는 이도 있다. 즉 수태일이나 태어날 때 우주로부터 받는 오행의 기운에 의해 그 사람의 장부(腸腑)의 허실(虛實)이 정해진다고 보는 것이다.

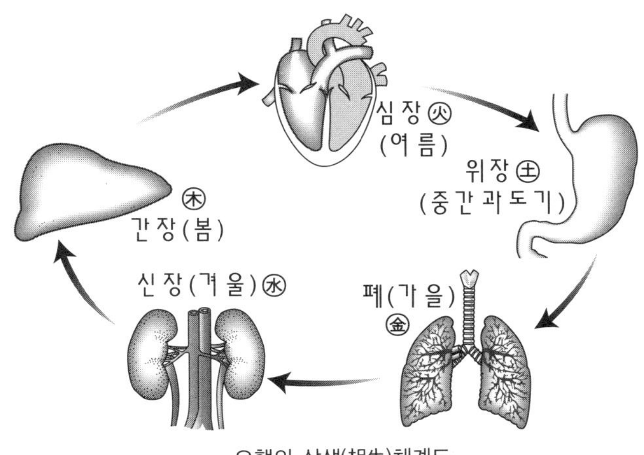

오행의 상생(相生)체계도

이 논리에 의하면 같은 날 태어난 사람은 장부의 허실이 모두 같아지는 결과가 되고 마는데 이는 사실과 다르며 근거 없는 얘기라는 비판이 있다.

이에 대해 사주가 분명 인체 질병에 영향을 미치고 있으며 각 개인의 사주팔자에 나타나는 오행의 과다·부족에 따라 오행이 의미하는 부위(예: 木→간)의 질병은 대단히 높은 예측과 적중률을 가지고 있다는 것을 실증적으로 연구, 제시한 논문도 있다.[*]

∷ 생활습관이 체질개선의 변화인자

사람의 체질은 유전적 요인과 환경적 요인의 상호 작용의 산물이라 볼 수 있다.

방사능에 노출되었을 때 유전 인자가 부정적으로 변하듯이, 어떤 환경적 요인을 통제하기 따라서는 얼마든지 긍정적으로도 변할 수 있는 것이다.

이는 일본 시마네 의과대학의 야모리 유키오(家森幸男) 교수의 연구 결과를 봐도 알 수 있다.

그의 연구에 의하면 유전적 조작으로 인해 뇌졸중(腦卒中)에 걸려 자기 수명 훨씬 전에 100% 죽게끔 되어 있는 실험용

---

[*] 정창근, 주역을 통한 인체 질병예측연구 – 사주가 인체 질병에 미치는 영향을 중심으로 – 한양대 행정대학원 석사학위 논문, 1996

쥐도, 콩과 어패류 및 신선한 야채식 등을 하게 되면 자기 스명을 다 누리고 죽더라는 것이다.

체질은 변한다. 물론 이 때의 체질은 한의학에서 말하는 유형적인 체질이 아니라 병약한 체질이냐, 건강한 체질이냐 할 때의 일반적 개념이다. 그리고 그 변화 인자는 자연스럽게 우리들의 일상생활, 즉 생활 습관의 문제로 귀결된다.

왜냐하면 누구라 할 것 없이 새로운 시도를 하기로 결정하고 꾸준히 실천하다 보면 하나의 습관으로 자리 잡게 되기 대문이다.

옛사람들은 일찍이 "습관이야말로 인생의 항로를 결정하는 중요한 밑거름인 만큼 좋은 습관을 기른다는 것은 곧 운명을 적극적으로 창조하고 개척하는 것"이라고 설파했다.

결국 건강에 유익한 식생활 습관 및 운동 습관 등을 형성하는 것이 체질 개선의 결정적인 열쇠가 되는 것이다.

특히 생명온도를 유지하기 위해 뱃속을 따뜻하게 하는 생활습관을 형성하는 것이 무엇보다 중요하다 생각된다.

제2장

자연치유력의 회복
-치병(治病)의 출발, 체내의 독소 제거-

자연치유력의 회복은 체내의 독소 제거에서
물 · 공기 · 햇볕 등 자연환경을 통한 제독
단식 요법
생야채 녹즙 요법
숯가루 활용 제독
황토활용 제독
쑥 활용 제독

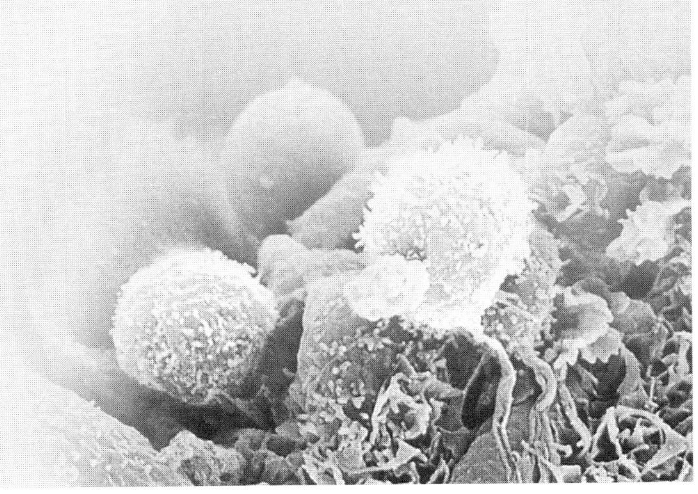

자연치유력의 회복은 체내의 독소 제거에서

인체는 온갖 공해독에 둘러싸여 있는
하나의 거대한 화학 공장이다

자동차가 가솔린과 산소의 연소 작용으로 움직이는 것과 같이 인체는 그 생명을 유지하기 위하여 산소와 영양소를 지속적으로 섭취하여 소비해야 한다. 당연히 노폐물인 독이 생산된다. 인체를 하나의 거대한 화학 공장으로 보는 이유가 여기에 있다 하겠다.

병든 사람은 건강한 사람에 비해 상대적으로 많은 독을 갖고 있다. 하지만 현재 건강하다고 해서 과연 독으로부터 자유로울 수 있을까? 그건 아니다. 상대적으로 적게 갖고 있을 뿐 독 속에 잠겨 있기는 마찬가지다. 따라서 체내의 독소 제거란 명실상부한 자연치료법이라 볼 수 있다.

∷ 숙변(宿便)의 정체

체내의 노폐물은 다양한 모습으로 나타난다. 그 중 예로부터 만병일독설(萬病一毒說)이라 하여 만 가지 병이 대변으로 인한 독에서 생긴다고 보아왔다.

소위 숙변이 만병의 근원이라는 자연의학의 시각은 이 이론을 보다 구체화한 것이라 할 수 있다.

숙변이란 소장과 대장의 안쪽 주름살에 붙은 오래된 변으로, 개인차가 있지만 보통 사람의 경우 1~2kg 정도이고 병자에게는 5kg 정도 있는 것으로 보고 있다.

이 숙변은 장에서 부패, 발효하여 해로운 화학 물질을 만들고, 이로 인해 독소가 발생하여 그 유해 물질이 혈액 속으로 재 흡수됨으로써 뇌졸중(뇌경색, 뇌혈전, 뇌출혈) 등 각종 질병을 유발한다는 것이다.

현대 의학에서는 아직까지 숙변의 존재를 공인하는 것 같지는 않으나 일부 종합병원에서 장세척 기계 등을 사용하는 것으로 봐서 관심은 있는 것으로 보인다.

하지만 누구든지 이 숙변의 존재를 인정하지 않고서는 현대 성인병을 치유하는 데 한계가 있음을 깨달아야 할 것이고, 배나온 비만자들은 예외 없이 자신에게 숙변이 있음을 자각해야 할 것이다.

숙변은 왜 생기게 되는가?

보통 섬유질이 부족한 음식을 먹게 되면 장의 연동 작용 및 배설물의 배출 기능이 저하되게 마련인데, 그 결과로 생긴 변비가 원인이 되는 경우가 대부분이다.

이때 소화되지 못한 음식물 찌꺼기 등이 소장(6~7m)과 대장(1.5~2m)을 합쳐 8~9m나 되는 긴 통로를 헤쳐 나오는 동안 구석구석에 이물이 끼게 된 것이 바로 숙변인 것이다.

특히 운동량은 부족하면서 차가운 음료 섭취에 익숙한 가운데 육식과 과식을 즐기는 현대인들의 경우는 그야말로 숙변 생성의 최적 조건을 갖추고 있는 셈이다.

맑은 물이 흐르는 시내의 조약돌에도 이끼가 끼는데, 하수구와 다를 바 없는 인간의 장에 숙변이 생성된다는 것은 어쩌면 너무나 당연한 현상이다.

이러한 숙변의 주성분은 음식물 찌꺼기, 불용성 칼슘, 죽은 박테리아 덩어리 등이고 그 외 잡다한 물질이 뒤섞여 있다.

또한 숙변 중에는 태변(胎便)이라는 것도 포함되어 있다. 이 태변은 인간의 출생 직후에 배설되지만, 경우에 따라서는 그 태변이 출산 직후에 배설되지 않은 채로 성장하는 경우도 있다고 한다.

출생 직후 음식이라고는 아무것도 먹지 않은 아기의 뱃속에 많은 변이 있다는 것은 실로 믿기 어려운 사실이지만, 태변이 배설되지 않은 채 성장할 경우 소아 천식 같은 알레르기성 질환이나 자폐증, 간질 등 각종 난치병의 원인이 되기도 한다는 것이다.[*]

숙변과 장조혈설(腸造血說)

뼈가 있는 사람을 비롯한 고등 동물은 주로 늑골과 두개골, 척추에 있는 골수에서 피를 만든다는 골수조혈설이 현대의학의 확고한 정설이다.

이에 대해 일부 자연의학자들은 모든 동물의 피는 골수가 아닌 소화관에서 만들어진다는 장조혈설을 주장하고 있다.

그 근거는 우리 몸에서 적혈구를 만드는 모세포가 장의 융털 조직에만 존재한다는 사실과, 장의 융털 조직은 음식물을 자기 조직 안으로 끌어들여 소화하는 조직으로써 그 자체가 하나의 거대한 아메바와 마찬가지라는 점을 들고 있다.[**]

장조혈설에 의하면 소장에 숙변이 가득 차 있는 상태에서는 맑은 피가 만들어지기 어려울 뿐만 아니라 그 독기(毒氣)의 재흡수로 인해 피가 더욱 탁해져 건강이 나빠진다는 것이다.

이 장조혈설은 그 진위는 차치하고 장(腸)을 단순한 소화 기관이 아닌 생명을 탄생시키는 핵심 기관으로 인식시키는 계기가 된다는 점에서 매우 큰 의미가 있다고 본다.

---

[*] 생체식 연구회편, 강호걸 역, 《생체식 자연건강요법》, 태웅출판사
[**] 모리시다 게이이찌(森下敬一), 이환종 편역, 《자연식 건강법》, 국민건강관리위원회

사실 음식물을 토대로 피가 만들어지는 것은 틀림없으므로 음식물의 소화와 섭취에 결정적인 역할을 하는 소장이 어떤 형태로든 조혈 기능에 영향을 미치는 것만은 분명하다 할 것이다.

:: 숙변으로 생기는 병

장무력증

숙변이 심하면 먼저 장의 연동 작용이 둔화되고 무력화되어 늘 속이 더부룩하며, 복부의 팽만감과 함께 구취(口臭 : 입냄새)가 심하고 두통 증세가 따른다. 자연의학자들의 대부분은 구취가 심한 사람은 장이 막혀 있는 것으로 보고, 그대로 둘 경우 조만간 암에 걸릴 예정자라고 말하고 있다.

뇌혈관 질환

일본 자연의학의 집대성자로 인정받는 니시 가쯔조(西勝造) 선생은 숙변이 만병의 근원이 된다고 주장한다. 특히 뇌출혈·뇌경색·뇌혈전 등의 뇌혈관 질환은 모두 숙변에 기인하는 것으로 보고 있다.

그는 오른쪽 대장 부위인 상행결장에 숙변이 차게 되면 오른쪽 뇌에 출혈을 일으켜 왼쪽 반신이 불수가 되고, 왼쪽의 대

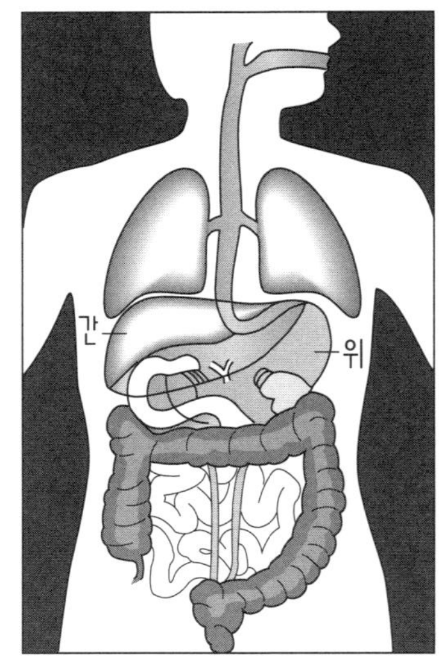
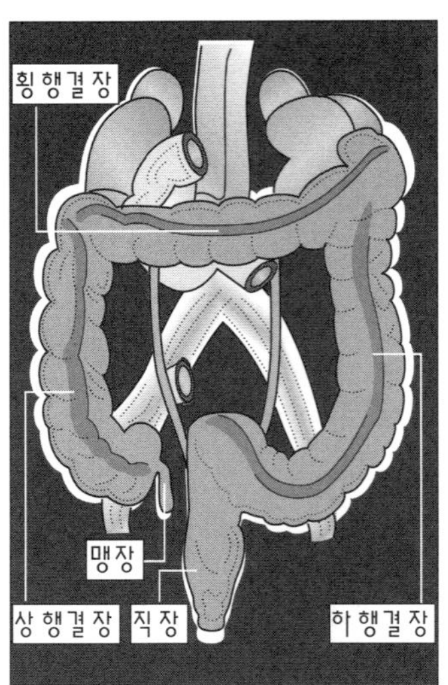

인체해부도 : 대장

장 부위인 하행결장에 숙변이 차게 되면 왼쪽 뇌에 출혈이 생겨 오른쪽 반신이 불수가 된다고 하였다.

따라서 뇌출혈 등의 뇌혈관 질환을 치료하기 위해서는 먼저 장에 있는 숙변부터 제거해야 한다는 것이다. 즉 장이 맑아야 뇌가 맑다는 것이다.

필자는 이 견해에 경험적으로 공감한다. 어머니의 뇌출혈을 치료하기 위해 필자가 가장 중시한 부분이 바로 숙변 제거 작업이었다.

숯 관장법과 생야채-녹즙요법 등 자연요법을 지속적으로 실천한 지 보름쯤 지났을까.

어머니는 쇠약한 노인임에도 불구하고 지독한 냄새를 동반한 많은 양의 숙변을 2회에 걸쳐 내보냈다. 당시 간호를 하던 큰누님과 큰형수가 구토할 뻔한 장면은 지금도 기억에 새롭다.

그렇게 숙변을 제거하고 난 다음부터는 빠른 속도로 회복되기 시작하였고 자연치료를 시작한 지 한 달 남짓 되었을 때는 거의 회복되어 혼자서도 산책을 하실 수 있었다. (제7장 참조)

우리의 건강은 결국 '피의 질'로 결정되는 것인 만큼 소장과 대장에 숙변이 차 있을 경우 각종 병에 시달릴 것은 당연한 이치다.

결국 만병을 예방하고 치료하기 위해서는 장을 깨끗이 하여야 하며 병명에 관계없이 숙변 제거에 총력을 기울여야 한다.

숙변을 제거하기 위해서는 후술할 단식, 관장요법, 복부지압 등이 효과가 있는 것은 분명하다. 하지만 무엇보다 평소 섬유질 위주의 생야채 및 소식(小食)을 하면서 부지런히 운동하는 한편 뜨거운 차 마시기 등으로 뱃속을 덥게 하여 장의 기능을 강화해야 한다.

장생(長生)을 바라거든
마땅히 장중(腸中)을 깨끗하게 할 것이며
불사(不死)를 바라거든
장중(腸中)에 찌꺼기가 없어야 하리라.

– 갈홍 (중국 9C)

제독의 기본 원칙

건강과 치병(治病)의 출발은 체내에 쌓여있는 노폐물과 독을 제거하여 탁해져 있는 피를 맑게 하는 데 있다.

표현이 좀 이상할지 모르지만 우리 체내의 독은 모두 구멍을 통해서 생성되고 구멍으로 나가게끔 되어 있는 것이다.

【제독의 원칙 】

- 제독의 방향 : 정혈정장(淨血整腸)
- 피부 → 땀(200만여 개나 되는 땀구멍은 제2의 신장)
- 신장 → 소변
- 폐(입, 코) → 호흡
- 장 → 대변

이러한 제독의 원칙 하에 체내의 독소를 제거한다는 것은 평소의 건강 관리이면서도 사실상 질병에 대한 구체적인 자연치료법이라 할 수 있다.

물·공기·햇볕 등 자연 환경을 통한 제독

인간은 지기地氣와 천기天氣의 결합체
자연은 우리 생명의 탯줄이다.

∷ 물

우리의 몸은 체중의 70%가 물로 이루어져 있다. 생명의 근원인 피도 물 없이는 존재할 수 없다.

물은 생명유지에 있어서 가장 결정적인 존재일 뿐만 아니라 물을 활용한 물 치료는 자연치료법의 백미이다. 물에 대한 올바른 이해 없이 건강을 논할 수는 없다고 본다.

자연 생수와 수돗물

자연생수는 용존산소(물속에 녹아있는 산소)가 풍부하고 칼슘·마그네슘·철·칼륨·요오드 등 각종 영양소의 씨가 녹아 있으며, 음식물을 소화·흡수하는 데 관여하는 효소의 활동이 왕성하다는 것이다.

이에 비해 수돗물은 수원지가 오염되기 쉽고 소독제인 염소의 부작용이 있으며, 수도관이나 물탱크의 부식 등으로 인해 그 질을 신뢰하기 어렵기 때문에 정수(淨水)를 해서 식수로 써야한다는 것이다.

수돗물을 항아리에 받아 정수용 숯덩이를 용기 중간에 띄워두면 독의 대부분이 흡착된다. 숯이 없을 때에는 물을 받아 하루쯤 가라앉힌 다음 그 윗부분의 물을 사용토록 한다.

물은 어느 정도 온도에서 마시는 게 좋은가?

찬물 예찬론

세포가 노화되고 성인병이 생기는 것은 세포주위의 물 분자가 육각형 고리구조에서 오각형 고리구조로 변해 감으로써 세포의 기능에 장애가 발생하기 때문이다.

따라서 육각형 고리구조 즉 육각수가 많이 형성되는 얼음물과 같은 찬물을 많이 마셔야 인체의 정상세포 안팎에서 세포의 운동을 촉진시켜 주는 작용이 강해져 성인병을 예방, 치유하게 된다는 것이다.

새벽에 약수터에서 솟구치는 차가운 샘물은 바로 육각수이기 때문에 그대로 마시면 문자 그대로 약수(藥水)라는 것이다.

상온(常溫)의 물 예찬론

물은 끓여버리면 자연생수에 있는 용존산소는 날라 가고 영양소의 씨 또한 대부분 활성을 잃어버리며 효소의 활동 또한 없어져 버리기 때문에 생수로 먹는 게 좋다고 한다.

다만, 인간은 체온을 가진 온혈(溫血) 동물이므로 얼음물과 같은 찬 물을 먹게 되면 체온을 유지하는 데 지장이 있으며, 특히 위의 생기를 해치고 움츠려들게 한다고 본다. 따라서 적정한 온도는 보통의 실내온도 즉 상온(常溫)이라고 할 수 있는 27℃ 전후의 온도에서 마시는 게 가장 유익하다는 입장이다.

뜨거운 물 예찬론[*]

우리 몸의 위와 장은 차가운 것이 들어오면 열 손실이 있게 되어 움추려 들면서 마비가 된다. 당연히 소화가 잘 되지 않는다. 이것이 반복되면 저체온이 도래하면서 만병이 도래한다는 것이다.

사람은 뱃속이 따뜻해야 기운이 생기면서 오장육부가 제 기능을 발휘하게 된다. 최하 38℃에서 45℃로 유추되는 몸의 내부온도 즉 생명온도를 유지해야 건강이 유지된다는 생명관을 그 전제로 하고 있다.

그리고 몸의 내부를 따스하게 하는 데는 뜨거운 물이나 뜨거운 차를 마시는 게 가장 효과적이며, 목구멍을 넘길 수만 있다면 뜨거우면 뜨거울수록 좋다는 것이다.

---

* 김종수, 따뜻하면 살고 차가워지면 죽는다, 정신세계원

이 입장에서는, 물을 끓이면 그 속에 포함된 각종 미네랄이 파괴되고 용존산소가 없어지기 때문에 '죽은 물'이라는 시각은 소량의 산소와 영양소에 얽매여 보다 치명적인 생명온도 유지를 간과하는 근시안적인 시각이라는 것이다.

상온의 물 예찬론자에서 뜨거운 물 예찬론자로

필자가 1992년 어머니의 중병을 치료할 때 철저히 지킨 원칙 중 하나가 생수든 녹즙이든 마시는 것은 모두 27℃ 전후의 상온을 유지토록 한 것이다.

생수를 냉장고에 보관했을 때는 뜨거운 물을 섞어서 조절하였고 보통은 방안에 둔 물을 그대로 마시게 하였다. 상온의 물을 마시는 게 좋다는 견해를 채택한 것이다. 내 자신도 이 입장에서 생수를 마셔왔다.

그런데 어느 날부터인가 부지불식간 육각수론의 영향을 받아서인지 심심치 않게 찬 생수를 별 생각 없이 들이키고 있는 내 자신을 보면서 물에 관한 입장정리가 필요함을 느꼈다.

찬 물이나 미지근한 상온의 물, 옛날 숭늉처럼 뜨거운 물 중 어떤 것이 건강에 더 유익하냐라는 결론 도출은 정말 중요한 문제이다.

2005년도 어느 날 우연히 보게 된 김종수 원장이 쓴 〈따뜻하면 살고 차가워지면 죽는다〉는 책을 보고 나서는 뜨거운 물 마시기에 대해 특별한 관심을 가지게 되었다.

사실 그 전에도 인연을 맺었던 기공(氣功)의 고수들이 하나

같이 뜨거운 물이나 뜨거운 차를 마신다는 것을 알고 있었기 때문에 이 문제에 대한 관심이 적은 것은 아니었다.

한편 2006년부터 3년 동안의 중국에서의 주재관 생활을 통해 본 중국인들의 뜨거운 차나 뜨거운 물 마시는 모습은 확실히 인상적이었다. 이것만은 우리나라보다 확실하게 한 수 위의 음식문화라고 중국 친구들에게 말하곤 하였다.

기름이 범벅되다시피한 식사를 즐기는 그들에게 수시로 뜨거운 차나 물을 마시는 습관은 살기 위해 본능적으로 형성된 것이 아니었을까 하고 생각해 본다.

필자는 체험적으로 뜨거운 물을 마시고 뜨거운 차를 많이 마시는 것이 건강에 유익하다는 견해에 적극 공감하며 지지한다.

고추장을 뜨거운 물에 타서 숭늉마시듯 한 잔하면 배속이 뜨뜻해지면서 기분마저 좋아진다. 뱃속의 불필요한 지방이 확 녹아내리는 기분이 든다. 실제로 그런 효과가 있다.

물을 끓여서 잃게 되는 용존산소나 미네랄 문제는 심호흡 몇 번 더하고, 야채나 과일 몇 개 더 먹으면 보충이 되고도 남지 않을까 싶다.

또한 실험실의 화학적 논리에 의해 탄생한 육각수보다는 대자연의 섭리를 내포한 듯한 생명온도라는 말이 더 정답게 느껴지는 것 같다.

항상 뜨거운 물 마시는 것을 대원칙으로 하고, 뜨거운 물이 없을 때에는 차선책으로 상온의 생수를 마시도록 한다. 부득이 찬 생수를 마셔야 할 경우에는 입안에서 씹다시피하여 어느 정도 냉기를 없앤 후 마시는 것이 좋다. 아침 약수터에서 바로 마실 때도 마찬가지다.

한편 녹즙같은 것은 그 특성상 상온에 먹는 것이 유익하며, 맥주나 음료수도 상온에서 마시는 것이 좋다고 본다.

냉장고의 용도는 음식물 등을 차게 보관하는 데 있지, 바로 꺼내어 차게 먹으라고 있는 것이 아니라는 말에 적극 동의한다.

우리 몸무게의 70%가 물로 이루어져 있듯이 물은 곧 우리 몸이다. 몸 안에 생기는 노폐물도 결국은 물을 통해 몸 밖으로 배출된다. 물은 대청소꾼인 셈이다.

이제 한 걸음 더 나아가 우리 몸의 내부 생명온도를 유지시켜주는 파수꾼으로서의 물의 역할이 재조명되어, 향후 뜨거운 물 마시기의 중요성이 더욱 의미 있게 부각되리라 생각된다.

옛 선인들이 물을 많이 마시는 사람은 복을 많이 받는다고 하여 수량대복(水量大福)이라고 하였는데, 아마 숭늉과 같은 뜨거운 물을 지칭했으리라 믿고 싶다.

물 치료의 원리

우리의 몸은 항상성 유지 능력에 의해 뜨거운 물에 몸을 담그는 등 인체에 열이 가해지면 체온을 유지하기 위해 땀을 배출하게 됨으로써 몸의 독소도 빠져나간다. 또한 더워진 혈액을 냉각시키고 열을 분산시키기 위해 혈액 순환이 촉진된다.

그러나 암 조직은 정상 조직에 비해 혈류량이 적게 흐르기 때문에 혈액 순환이 잘 안 되므로 열(42℃ 이상)이 가해졌을 대는 그 열을 거의 고스란히 흡수할 수 밖에 없어 화상을 입게 되고 그 결과 생장 증식이 퇴화된다고 한다.*

이는 한의학에서 '암은 냉성을 가진 증식체'로 보고 피를 덥히는 온열의 한방 약재로 치료하는 것과 같은 원리이다.**

이에 따라 자연의학에서는 암세포가 제일 싫어하는 것이 산소와 고온(42℃ 이상)인 데 착안하여 치료 방향도 이에 맞추는 것이다.

한편, 열탕 또는 온탕에서는 당연히 혈관이 확장될 것이고 냉탕에서는 혈관이 수축되게 된다. 혈관이 확장되면 혈관내의 노폐물이 떨어지기 쉬워진다.

냉탕에서 혈관이 수축될 때는 모세 혈관에 순환 부전(循環不全)이 일어나지만, 한편으로는 그 부위를 덥게 하려는 힘이 작용하여 에너지가 모여들게 된다.

즉, 물 치료는 뜨거운 물과 차가운 물의 적절한 활용이겨 이는 우리 인체의 근본 생명력을 전제로 한 지혜라 아니할 수 없다.

---

* 송숙자,《천연치료법》,삼육대학 영양학과:《가정의학대사전》,암의 온열 요법편, 금성출판사
** 고영정, 《한방·온열약요법으로 암(癌)을 고친다》, 금강출판사

온탕 반신욕 예찬론

온탕 반신욕이란 양 팔도 탕 속에 넣지 않으면서 명치끝 아래(배꼽부터도 무방) 부분만 37~38℃ 정도의 온탕속에 20~30분 정도 담그는 목욕법을 말한다.

온탕 반신욕 예찬론자들은 반신욕이 자연스럽게 혈행을 촉진시켜 만병을 예방하고 치유해주는 이상적인 목욕법이라고 주장하고 있다.[*]

그 논리는 먼저 전통 동양 의학의 두한족열(頭寒足熱)과 수승화강(水昇·火降)의 사상에서 유래된다고 본다.

즉 상부는 차고 하초는 따뜻한 것이 건강의 기본원리인데, 반대로 상부에 비해 하초가 냉하기 때문에 만병이 유발된다는 것이다.

여기서 냉기란 단순히 손발이 차갑게 느껴지는 냉증을 말하는 것이 아니라 심장을 중심으로 한 상반신과 하반신의 온도차를 말하는 것으로 그 차가 클수록 냉기가 많은 상태이다.

일반적으로 누구든지 상반신의 체온은 높고 하반신의 체온은 낮으며, 특히 발목 부근의 온도는 31℃이하의 저온으로 상반신과 거의 6℃차가 난다는 것이다.

즉, 하반신을 아무리 따뜻하게 해도 상반신의 온도가 그 이상으로 더우면 냉기 상태라고 본다.

따라서 만병의 원인인 냉기(冷氣)를 해소하는 가장 좋은 목

---

[*] 신도 요시하루(進藤 義晴), 김소림 역, 《반신욕》, 학영사

욕법이 바로 명치끝 아래 부분만을 온탕에 담그는 반신욕(半身浴)이라는 것이며, 이때 탕의 온도는 열탕이 아니라, 체온보다 조금 높은 37~38℃정도의 온탕이 적당하다고 한다.

왜냐하면 화력이 센 불에 생선을 얹으면 껍데기는 검게 타지만 속은 익지 않듯이, 열탕에 들어가면 피부 표면에서 방흐벽 현상이 생겨 따뜻한 것처럼 느껴지지만 피부 표면만 뜨겁고 몸속은 차가운 상태라는 논리다.

따라서 37~38℃ 정도의 온탕에 20~30분 정도 있게 되면 몸의 속이 덥혀지기 때문에 탕밖에 내놓은 팔을 비롯한 상반신에서도 많은 땀이 나오게 된다는 것이다.

냉탕반신욕 예찬론

냉탕 반신욕이란 팔도 탕 밖에 내고 명치끝 아랫부분(배꼽부터 무방)만을 탕에 담그는 것은 온탕 반신욕과 같지만 온탕이 아니라 냉탕에 20~30분 정도 담그는 것이 다르다.

온탕반신욕의 원리에 비추어 본다면 하반신의 냉기를 더 돋구는 결과가 될 것 같지만 냉탕반신욕 예찬론자들은 정반대로 설명하고 있다.

하초가 차가워지면 우리 몸의 대생명력은 비상조치로 상부의 따뜻한 기운을 하초로 강제도인하기 때문에 오히려 하초를 튼튼하게 하고 강하게 한다는 것이다. 두한족열의 대원칙에 더 맞는 목욕법이며 특히 정력 강화에 매우 탁월한 효과가 있다고 주장한다.

실제 1995년 서울 은평경찰서에 근무할 무렵, 정년이 얼마 남지 않은 전화국장으로 있던 분을 알게 되었는데 40대 초반으로 보일 뿐만 아니라 실제 건강미가 넘치고 있었다. 그분의 건강 비결은 아침에 땀 흘려 운동한 후 전술한 냉탕 반신욕을 20~30분 정도 한다는 것이었다.

이 냉탕 반신욕을 하기 위해서는 몇 가지 전제 조건과 주의가 필요하다. 몸이 극도로 쇠약한 자나 고혈압, 동맥경화 등 심장 질환 관계자 등은 피하는 것이 좋고, 보통의 경우에도 반드시 등산이나 조깅, 헬스 등 땀 흘리는 운동을 한 후에 하여야 제대로 효과가 있다는 것이다.

냉 · 온욕(冷 · 溫浴)예찬론

냉 · 온욕을 하게 되면 혈관의 수축과 확장이 반복적으로 일어나는 한편, 제3의 혈관이라 할 수 있는 그로뮤가 강화되어 혈액순환이 촉진된다. 또한 노폐물의 배설이 원활해지고 백혈구의 활동이 왕성해져 몸의 저항력이 강해진다는 것이다.

냉 · 온욕시 이상적인 탕의 온도는 온탕의 경우 화상을 입지 않고 견딜 만한 정도인 39~43℃의 물이 좋고, 냉탕은 차가움을 느낄 정도(14~15℃)의 물이 좋다고 한다.
다만 고혈압이나 저혈압 또는 동맥경화 증세가 있거나 심장질환이 있는 사람에게는 온 · 냉의 차이가 작은 것이 좋으며, 이때 열탕의 온도는 크게 뜨겁지 않을 정도인 37~40℃가 적당하고, 냉탕 또한 차가움을 별로 느끼지 않는 25℃정도가 알맞다고 본다.

위 온탕반신욕이나 냉탕반신욕 및 냉·온욕 등의 목욕법은 모두 건강증진 효과가 크면서 나름대로의 특성이 있는 좋은 목욕법임은 분명하다.

필자는 20년 이상 위 목욕법을 골고루 모두 체험해 오면서 나름대로 느낀 점을 말하고 싶다.

필자는 이 중 냉탕반신욕을 가장 높이 치고 있다. 실제로 실행해 보았을 때 가장 좋은 효과를 느꼈기 때문이다.

봄 철 버드나무 껍질 일부를 칼로써 손상 입혔을 때 그 손상된 부위를 더 강하고 실하게 회생시키는 수양버들의 생명력과 같이, 인체의 생명에너지인 기(氣)가 취약부분에 집중적으로 몰리게 되어 하초를 더 강하게 한다고 생각된다.

특히 목욕전 뜨거운 물이나 차를 마시고서 제6장에서 소개하는 단전운동이나 고요히 명상 수련하는 듯한 마음으로 하면 더욱 유익하다고 본다.

다음으로는 냉·온욕을 들고 싶다. 논리 그대로 그로듀를 활성화시켜주는 좋은 목욕법이고 실제 피로할 때 냉·온욕을 해보면 피로가 가장 빨리 풀리게 됨을 느낄 수 있기 때문이다.

먼저 냉탕에서 1분, 온탕에서 1분 정도하여 마지막으로 냉탕에서 끝낸다. 시간은 10~20분정도가 적당하며 형편대로 하면 된다. 특히 냉·온욕시에는 제4장에서 소개하는 복부지압을 병행하면 효과가 더욱 상승된다.

마지막으로 온탕반신욕은 좋은 목욕법이긴 하지만 그 효과면에서 어느 정도 부풀려져 있다고 생각된다.

특히 운동은 하지 않은 채 이 목욕법에 의존해 자주 땀을 배출시키다 보면 치명적으로 근력을 약화시킬 수 있다는 것이다. 가끔 활용하는 것이 좋다고 생각된다.

특히 남성의 경우, 고환은 체온보다 2도 정도 낮아야 정자 형성기능이 활성화된다. 오랜 시간의 뜨거운 목욕이나 한증찜질 등은 모두 고환에는 부정적인 영향을 준다는 것을 잊지 말아야 한다.

물론 전립선 관련 질환에는 온욕이 좋은 효과가 있지만 이 경우에도 틈틈이 고환부위를 찬물로 식혀주는 것이 바람직하다.

각탕법(脚湯法)

각탕법이란 전신을 담그는 것이 아니고 제 2의 심장이라 불리는 장단지 부위까지만 물에 담그는 것이다. 발목까지만 하는 것은 족탕법(足湯法)이라 한다.

모두 제독과 혈행 촉진의 효과가 크고 집에서 간편하게 할

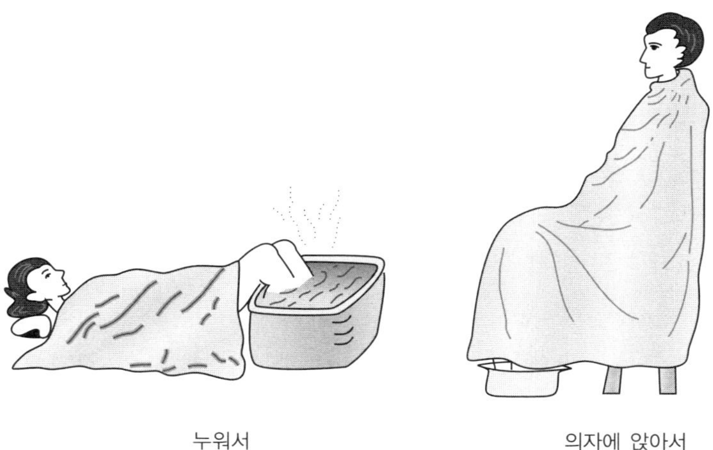

누워서 의자에 앉아서

수 있는 장점이 있으며, 특히 감기·몸살이나 기타 고열·미열의 열환자 모두에게 탁월한 효과가 있어 전래의 민간요법에서 많이 시술되고 있다.

준비물

양동이 등 각탕기 2개, 의자, 모포나 이불, 얼음물, 수건

한 쪽 각탕기에는 39~43°C의 뜨거운 물을 채우고 다른 쪽에서는 14~18°C의 냉수를 채워둔다. 먼저 의자에 앉은 채, 장딴지 부위까지 열탕에 담근 후 무릎부터 목 부위까지 모포 또는 이불로 덮거나 두꺼운 옷을 입는다(그림 참조). 노약자나 중환자 등은 누워서 하면 된다.

10분 정도 지나면 땀이 나게 되는데, 이때 얼음물에 적신 물수건으로 목을 감거나 머리에 얹어두는 한편 얼굴을 계속

닦아주는 것이 좋다.

물론 고혈압이나 저혈압 같은 중증의 환자는 처음부터 물수건을 목에 감아주고 적절한 시간 배려도 필요하다.

먼저 20~30분 정도 열탕에 다리를 담그고 있다가 준비된 냉탕에 1~3분 간 담근 후 끝낸다.

매일 취침 전에 각탕하면 치병에 매우 유익하다.

각탕은 언제 어느 때 하여도 효과가 있으며, 특히 취침하기 30분~1시간 전에 이 각탕을 행하고 잠자게 되면 치병에 큰 도움이 된다. 중환자의 경우에도 누워서 큰 무리 없이 행할 수 있다는 장점이 있다.

감기와 각탕법

감기 들었을 때는 반드시 이 각탕법 하기를 권한다. 이때 뜨거운 콩나물국을 마시거나 생강+검은콩+대추+감초+흰파 뿌리 달인 물을 마신 뒤에 하면 틀림없이 효과를 볼 것이다.

나아가 각탕 중에 차 주전자 등에서 나오는 뜨거운 증기를 쏘이면서 하면 효과가 배가된다. 물론 땀 흘린 후에는 상온의 생수나 따뜻한 물 및 비타민 C(과일이나 주스), 염분을 보충한다.

이상적인 사우나

최근 건강 재료를 활용한 고급 사우나가 많이 등장하지만 뜨거운 실내 공기와 부족한 산소 상태로 인해 땀 배출이라는 긍정적 효과에도 불구하고 뇌혈관에 큰 부담을 주는 것이 사실이다.

고온요법(高溫療法)에 의한 암(癌)의 치유원리

암 조직은 정상 조직에 비해 혈류량이 적게 흐르기 때문에 그 조직이 크면 클수록 혈액 순환이 잘 안 되므로 고열(高熱 42℃ 이상)이 가해졌을 때는 열이 식지 않고 고열 상태를 오래 지속시킬 수밖에 없다. 따라서 암조직은 화상(火傷)을 입어 생장 증식이 퇴화(退化)된다는 것이다.

반면, 정상 조직은 혈류량이 많기 때문에 혈액이 순환되면서 더워진 혈액을 냉각시키고 열을 분산시키기 때문에 화상을 입지 않는다. (전술한 「물 치료의 원리」 참조)

이러한 원리에 의해 42℃ 이상의 고온욕이나 찜질법을 통한 고온요법(高溫療法)이 암 치료법으로 크게 각광받고 있는 것이다.

예로부터 장티푸스같은 열병에 걸린 뒤 암(癌)이 나았다는 체험담이 때때로 전해져 오는 것도 같은 맥락이라 본다.

이 점에서 '이상적인 사우나'란 머리에 열이 가해지지 않고, 산소가 충분히 공급되면서, 전신에 고열을 가할 수 있는 조건을 갖춘 것이라 하겠다.

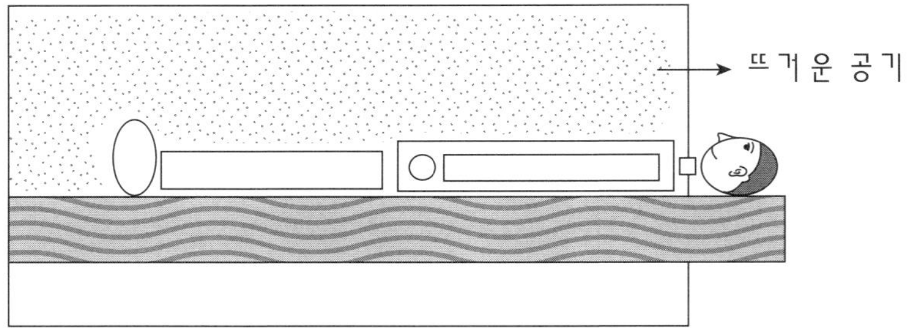

Russian Bath

Russian Bath

이러한 조건에 부합되는 사우나 방식이 소위 Russian Bath로써 목만 사우나실 밖으로 내밀고 전신은 42~50℃의 고열로 30~40분간 찌다시피 하여 땀을 내는 방법이다.

이때 밖으로 나온 머리는 계속적으로 얼음 수건으로 식혀 주어 머리로 혈류가 솟구치지 않도록 적절히 조절해 주어야 한다. (「숯」편의 숯가루 열탕 목욕 참조)

이 Russian Bath는 일반 대중 목욕탕에는 설치되어 있지 않지만 NEWSTART 계통(제7일 안식일 교회)에서 운영하는 요양 병원에는 보통 설치되어 있다.

⠶ 공기(산소)

산소의 효용

보통의 사람은 단 3분만 숨을 쉬지 않아도 죽게 된다.

자동차가 산소와 기름을 연소시켜 달리게 되는 것처럼 사람도 피를 통해 산소와 영양분을 세포에 공급받아 연소되는 에너지로 체온을 유지하면서 각자의 인생을 달려간다.

한마디로 우리의 몸은 산소를 끊임없이 받아들여야 할 산소통이라 할 수 있다.

사람의 몸은 체중의 약 70%가 물로 되어 있다. 이 70%의 물이 각종 공해와 약독(藥毒)으로 오염되어 있는 셈이다. 이를 해독하는 데 가장 효과 있는 것이 바로 산소가 가득 찬 신선한 공기다. 반면에 오염된 공기 또한 피를 탁하게 하는 데 가장 큰 역할을 함은 물론이다.

도심의 밀폐된 건물에서 생활할 때 나타나는 두통, 어지럼증, 피로, 가슴 답답함 등 '폐쇄 건물 증후군'의 증상은 모두 산소 부족으로 피가 탁해진 데서 비롯되는 것이라 할 수 있다.

한편, 암세포는 산소가 공급되지 않을수록 잘 자란다고 한다. 피 속에 산소가 충분히 공급되면 피가 깨끗해지나, 그렇지 못할 경우 피는 독혈(毒血)로 바뀌게 된다.

따라서 암 치유를 위해서는 좋은 공기를 마실 수 있는 환경 조성이 무엇보다도 중요함을 알 수 있다.

최근 인체의 저항력과 관련이 있는 것으로 밝혀지고 있는 엔돌핀(Endorphins)이나 다이모신(Thymosin)이란 호르몬의 분비는 뇌에 있는 시상하부와 또한 밀접한 관련이 있다고 한다.

따라서 200여 억 개나 된다는 뇌세포의 생존과 발달이 거의 전적으로 양질의 산소에 의존하고 있다는 사실에 비추어 보아, 좋은 공기(산소)를 마신다는 것은 바로 우리 인체의 저항력을 결정적으로 강화해 주는 훌륭한 처방인 셈이다.

산(山)과 공기

좋은 공기를 마시기 위해서는 어떻게 하여야 할 것인가? 누구라도 먼저 산(山)을 연상할 것이다.

山中問答(산중문답)

問余何事棲碧山 (문여하사서벽산)
笑而不答心自閑 (소이부답심자한)
桃花流水杳然去 (도화유수묘연거)
別有天地非人間 (별유천지비인간)

어찌하여 푸른 산에 사느냐 묻길래
웃고 대답 아니 해도 마음 절로 한가롭네.
복사꽃 떠가는 물 아득히 흘러가니
또 다른 세상일래 인간이 아니로세.

— 이백 (李白: 중국 8C)

산이야말로 신선(神仙)의 집이요, 에너지의 충전소다. 산에는 맑은 공기가 있고 밝은 햇볕이 있으며, 음(-)이온*이 풍부하다.

실제로 우주 자체는 에너지 덩어리고 지구 또한 에너지의 집합체임에 틀림없다. 에너지가 공간에 작용하는 하나의 형태가 자력(磁力)이고 자력이 작용하는 곳이 자장(磁場)이다. 그런데 산처럼 볼록한 지형은 자장 에너지가 높다는 것이다.

따라서 등산을 자주하게 되면 산에 있는 높은 자장 에너지에서 강한 기를 받을 수 있기 때문에 건강이 좋아지고 운(運)이 향상되는 것이다.

세계의 장수촌들이 주로 고산 지대에 산재해 있다는 것은 이 자장 에너지와 밀접한 관련이 있으리라 추정된다.

특히 산을 오르내리면서 하는 호흡은 그 자체가 횡격막을 크게 움직이게 하는 실질적인 '복식 호흡'이 되어 충분한 산소를 마시게 되는 결과를 가져온다.

뿐만 아니라 산에는 산소 말고도 나무들이 자기 방어를 위해 내뿜는 테르펜(terpene)이라는 방향 물질에 '피톤치드(Pithon-chid)'라는 성분이 있어, 몸속의 독을 물리치고 피를 맑게 하는 거악생신(去惡生新)의 효능이 있는 것으로 알려져 있다.

---

* 음이온은 쉽게 말해 독을 정화시키는 작은 입자라 생각하면 된다.
  산의 계곡이나 바닷가에 특히 많으며, 숲 또한 음이온 공급능력이 크다.

따라서 여름철 피곤할 때는 방 안에서 쉬거나 자는 것보다 가까운 산에 가서 휴식을 취하거나 잠자는 등(평평한 바닥에서 자야 한다) 삼림욕(森林浴)을 하는 것이 훨씬 더 효과적이다.

실제 난치병이 있는 경우 등 특수한 상황에서는 공기 좋고 물 좋은 산마을 등으로 이사하는 용단을 내려야 할 때도 있으리라 본다.

대부분의 사람들이 밤에 잘 때는 문을 꼭 닫고, 한술 더 떠 창문을 닫아둔 채 가스레인지를 켜 요리하는 등 환기에는 신경 쓰지 않기가 예사인데, 이런 경우 우리 몸의 피는 산소 부족으로 인해 독혈(毒血)로 변하게 된다.

결국 낮 동안 잘 먹고 부지런히 운동한 노력이 허사가 되어버리는 것이다.

물론 창문을 밀폐하다시피 꼭꼭 닫고 자는 것은 크게 보아 범죄 예방이나 난방비 절감, 또는 주위의 공기오염원 존재 등 다양한 이유가 있을 것이다.

그러나 어떤 경우에도 다른 대체 수단을 강구하여, 신선한 공기가 가득 차게 해야 한다는 사실을 잊지 말 일이다. 또한 인체는 피부 호흡을 하고 있으므로 화학 섬유가 아닌 면섬유 제품을 헐렁하게 입는 것이 좋다.

운동을 규칙적으로 하게 되면 우리 몸의 기초 구성체인 세포 내에서의 연소 작용이 활발해지고 세포의 산소 요구량도 증가함에 따라 인체에 흡입되는 산소량이 많아진다.

운동의 효과를 산소 측면에서만 본다면 '산소를 최대한 흡입하기 위한 수단'에 지나지 않는다는 얘기도 성립될 수 있는 것이다.

물론 실제로는 산소 흡입 외에도 혈액 순환의 촉진, 땀을 통한 독의 배출 등 운동이 갖는 효과가 무궁무진하지만 말이다.

활성 산소의 피해를 최소화해야

마신 산소 중에서도 짝을 못 이룬 전자를 가진 약 3%의 물질은 활성 산소(유해, 독성산소)로써, 세포 내외의 모든 물질을 무차별 공격하여 성인병을 초래하고 노화를 촉진하며 정상적인 세포를 암세포로 변화시키기도 한다.

즉 산소를 필요로 하는 모든 생물은 그 생명유지 활동과정 중에 활성산소의 발생 자체를 피할 수는 없지만 그 피해를 최소화해야 한다는 것이다.

우리 인체의 생명력은 이 활성 산소의 피해로부터 세포를 보호하기 위하여 항산화 방어벽을 구축하는 등 다양한 역할을 수행한다.

이때 필요한 것이 비타민 C, A, E와 콩에 많이 함유되어 있는 아미노산 등이라고 알려져 있는 점으로 보아 신선한 야채 위주의 자연식품이야말로 천연 항산화제라 부를 수 있다.

그런데 이 활성 산소는 심한 스트레스를 받거나 흡연, 음주, 과식했을 때나, 갑작스럽고 과다한 운동, 즉 6일 동안 꼼짝하지 않다가 주말에 심한 등산이나 파김치가 되도록 하는 충격적 스포츠 활동을 할 때 특히 많이 발생한다고 한다.

따라서 "운동은 꾸준히, 그리고 부드럽게 시작하여 부드럽게 끝내라"라는 대원칙을 언제나 명심하는 것이 필요하다.

∷ 햇볕의 효용

일출(日出)의 장엄함과 황홀함을 본 적이 있는가? 떠오르는 태양이 부르는 소리를 들은 적이 있는가? 일출을 보노라면 누구나 그 신비함 속에 넘쳐흐르는 태양의 정기를 느낄 수 있다.

자연계 먹이 사슬의 제 1기초인 식물은 자신의 엽록소를 이용하여 태양에너지를 흡수하고 물과 탄산가스를 원료로 광합성을 한다.

이때 엽록소는 빛 에너지를 화학 에너지로 변환시키는 반도체의 역할을 하는 셈이다. 이러한 광합성의 결과로 녹말이 만들어지고 산소가 방출되며, 자연계가 순환된다.

최근 자외선이나 적외선을 질병 치유에 활용하는 광선요법이 다양하게 개발되고 있다.

"햇볕이 있는 곳에는 의사가 필요 없다"는 속담은 바로 광선의 질병 치유 효과를 웅변하는 것이라 하겠다.

이와 같이 태양은 에너지와 열의 근원으로써 모든 동·식물의 생명의 원천이며, 자연의 대명사인 것이다.

햇볕의 효용은 이루 말할 수 없이 크다.

먼저 햇볕 아래서 하는 운동이 갖는 상승효과에 대해서 밝혀진 것으로는, 우리 몸의 근육을 튼튼하게 하고 적혈구의 생성을 촉진하며 인체의 저항력을 증가시킨다.

그리고 체내의 글리코겐 합성 효소를 강화하여 혈당을 조절해 주는 효과가 있다. 따라서 당뇨병 환자는 당연히 일광욕을 필수적으로 하여야 하며, 항상 태양에너지를 온몸으로 흡수한다는 의식을 가지는 것이 중요한 것이다.

또한 햇볕은 신경계를 활성화시켜 모르핀보다도 진정 작용이 강하다고 하는 '엔돌핀'과 우울증이나 불면증 환자에게 부족하기 쉬운 '세로토닌'이라는 두뇌 물질의 생성을 촉진하는 것으로도 알려져 있다.

결국 정신 안정과 두뇌 건강에 햇볕이 절대적인 기능을 한다고 해도 지나친 말은 아니다.

실제로 암세포를 투입시킨 쌍둥이 쥐를 햇볕이 들지 않는 어두운 곳과 햇볕이 잘 드는 밝고 따뜻한 곳에서 각각 기른 결과, 햇볕이 들지 않는 어두운 환경에서 기른 쥐는 암세포 성장이 2배나 빨랐다는 보고가 나와 있다.

특히 햇볕은 우리 몸속의 콜레스테롤을 비타민 D로 변화시킴에 따라 혈관이 깨끗하고 부드럽게 되어 혈압이 정상으로 유지되고 심장병이 자연스럽게 예방, 치료될 수 있게 한다.

우리 몸의 골격 형성과 유지에 가장 중요한 칼슘(Ca)은 음식을 통해 섭취되지만 이것이 우리 체내에 흡수되고 이동이 가능해지기 위해서는 반드시 비타민 D의 도움이 있어야 한다.

따라서 칼슘의 흡수는 결국 햇볕에 절대적으로 의존하게 되는 것이며, 햇볕을 제대로 쬐지 못할 경우에 골격 또한 제대로 형성될 수 없는 이유가 여기에 있는 것이다.

특히 햇볕은 남성 호르몬의 분비를 촉진시키는 것으로 밝혀지고 있다. 가슴과 등, 나아가 하반신을 햇볕에 노출시켰을 경우 평소보다 남성 호르몬이 200% 증가하여 분비되었다는 연구보고 등을 볼 때 최고의 정력제라고 하여도 과언이 아닐 것이다.

일광욕(日光浴)

일광욕, 즉 햇볕을 쪼임으로 인해 얻게 되는 이익은 실로 무궁무진하다. 그러나 여름철 뜨거운 한낮의 폭양을 그대로 쪼였을 경우에는 일사병이나 화상, 나아가 피부암이 발생될 수 있다는 사실을 우리는 잘 알고 있다.

뜨거운 직사광선을 바로 많이 받는 것은 미련스러운 행동이겠지만 태양이 높이 떠있을 때 받는 자외선으로 일광욕하는 것이 가장 효과가 높다. 이때 차양 달린 모자를 쓰고, 눈을 보호하기 위해 색안경을 끼고 하는 주의가 필요하다.

한편 자외선이 통과되는 유리창은 별 문제가 없겠지만 보통의 유리창은 자외선이 통과되지 못한다. 따라서 집 안에서 일광욕을 하기 위해서는 반드시 창문을 열어두고 하여야 하며 부득이 옷을 입고하여야 할 경우에는 얇은 면직 옷이 좋다.

공기 좋은 곳은 산이요, 그 산은 또한 햇볕도 좋다. 중병 환자들은 여건이 허락하는 한 과감히 시골로 내려가 신선한 공기와 따뜻한 햇볕, 좋은 물을 늘 가까이해야 할 것이다.

특히 지하실 근무자나 낮에 자고 밤에 일해야 되는 이들 또한 어떻게든 햇볕 쬐기를 적극 노력하여야 한다. 정말 부득이한 경우에는 태양등을 설치하여 인공 햇볕이라도 쬐어야 할 것이다.

단식요법

'짜구'난 강아지는 평생 다리 병신이 되고
병들은 짐승은 스스로 굶어 자연 치유한다.

어린시절, 집에서 키우던 개가 병들었을 때는 여지없이 스스로 마루밑 구석에 들어가서 며칠 굶고 나면 신기하게도 병이 나아 생생하게 돌아다니는 것을 여러 차례 본 적이 있다.

대부분의 자연의학자들은 단식이 각종 질병을 치유하고 건강을 회복하는 데 최고의 요법이라고 주장하고 있다.

단식을 하면 몸속의 노폐물과 독이 어떻게 빠져 나가고 건강해 지는지 그 이유를 설명해 주는 몇 가지 이론이 있다.

∷ 자가융해 이론

단식을 하더라도 인체의 세포가 활동하기 위해서는 영양소와 산소가 필요하다. 그러나 외부로부터의 영양 흡수는 차

단된 상태이므로 내부에서 구할 수밖에 없게 된다. 이때 몸 속에 남아도는 지방질 등 쓸데없는 부분부터 소비하게 된다는 주장이 바로 자가융해(自家融解)이론이다.

일본의 니시 가쯔조(西勝造) 선생에 의하면 하루에 두 끼 식사를 하는 사람과 세 끼 식사를 하는 사람을 두고 실험한 결과, 1일 2식 하는 사람의 소변을 통해 빠져나간 독소의 비율이 100%라고 할 때 1일 3식 하는 경우에는 75%의 독소만이 빠져나간다고 한다.

1일 3식 하는 사람의 경우 1일 2식 하는 사람과 비교할 때 25%의 독을 체내에 남겨두는 꼴이 된다는 것이다. 그리고 1일 1식 하는 사람의 경우에는 127%나 독이 더 빠져나간다고 밝혔다.

다시 말해 그의 주장에 따르면, 많이 굶을수록 체내의 독이 더 많이 빠져나간다는 것이다.

오늘날 그의 이론에 입각하여 1일 2식을 하고 있는 사람들이 많은 것으로 안다.

혈액의 역분화 이론

혈액의 역분화 이론은 적혈구 세포변화설을 전제로 한 이론이다.

생명의 기본 단위인 세포가 어떻게 형성되느냐에 대해 현대의학에서는 수정된 난자가 분열을 계속하여 세포를 증식한다는 세포분열 증식설을 정설로 받아들이고 있다.

이에 대해 일부 자연의학자들은 세포는 기본적으로 적혈구가 변하여 세포가 된다는 적혈구 세포변화설을 주장하고 있다.*

이 이론에 의하면 적혈구로 이루어져 있는 세포는 단식 등 비상시에는 다시 본래 모습인 적혈구로 되돌아간다는 논리다.

이 때 우리의 몸은 살아남기 위해 인체에서 제일 쓸모없는 부분부터 적혈구로 변화시키는 방법으로 일정량의 적혈구를 보유하여 뇌와 심장 등 가장 중요한 부위에 산소와 영양소를 전달함으로써 생명을 유지시킨다는 것이다.

따라서 단식을 하게 되면 암세포나 지방질 등 나쁜 부위를 우선 역분화하기 때문에 질병이 치유된다는 것이다.

적혈구 세포변화설이나 혈액의 역분화 이론의 진위는 차치하고 단식을 통해 암을 비롯한 중증의 난치병이 치유된 사례는 무수히 알려지고 있다.

또한 적혈구 세포변화설에 의하면 피가 곧 살이 된다는 이야기로 음식물이 바뀌면 우리의 체질도 바뀌고 건강의 질과 성품까지도 바뀌게 된다고 보게 된다.

나아가 암의 치료는 암세포 파괴에 있는 것이 아니라 암세포를 본래의 모습인 적혈구로 변화시키는 한편 혈액이 나빠진 근본 원인을 제거하고 피를 맑게 하여 잘 순환시키는 것으로 귀결된다.

---

* 모리시다 게이이찌(森下敬一), 이종환 역, 《자연식 건강법》, 국민건강관리위원회

이렇게 볼 때 자연식을 주장하는 대부분의 자연의학자들이 알게 모르게 이 적혈구세포변화설을 채택하고 있는 셈이라 볼 수 있다.

이 적혈구 세포변화설과 혈액의 역분화 이론은 단식의 효능과 함께 피를 맑게 하는 것이 건강에 가장 중요하다는 점을 강력히 부각시켰다는 점에서 그 이론의 진실과 관계없이 커다란 의미를 남겼다고 본다.

∷ 일주일에 하루 뜨거운 물로 단식하기

단식은 그 효과가 탁월한 반면 잘못된 단식법은 오히려 건강을 크게 해친다. 단식이야말로 권위 있는 전문가의 지도가 필요하다.

일반적으로 하는 단식은 생수단식이다. 말 그대로 상온의 생수만 마시고 단식하는 것이다. 최근에는 포도 쥬스나 과일 쥬스 등을 활용한 변형된 단식이 각광 받고 있다.

필자는 생수단식과 뜨거운 물 단식을 모두 경험해 보았다. 뜨거운 물 단식은 생수단식에 비해 배고픔 등을 거의 느끼지 않게 하면서도 효과는 훨씬 나았다고 생각된다.

관심 있는 사람은 〈따뜻하면 살고 차가워지면 죽는다〉는 책을 참고하기 바란다.

어쨌든 단식은 숙변제거는 물론이고 쓸데없는 노폐물을

태워 없애 버려 건강에 유익하다. 암을 비롯한 무수한 난치병이 나았다는 임상결과가 보고되고 있다.

그러나 현실에서 시행하기가 그리 쉬운 것은 아니다.

그래서 일주일에 하루 단식하기를 제안하고 싶다. 고추장이나 된장을 탄 뜨거운 물만 한 되 이상 하루 종일 열심히 마시는 것이다.

그 주일에 쌓인 독은 딱 하루를 투자해 그 주일에 배출해 버리자는 이야기다. 운동과 병행하면 더욱 좋다.

단식의 후유증이 없으며 일상의 생활에도 전혀 문제가 없다. 의외로 놀랄만한 건강증진 효과를 실감하게 될 것이다.

생야채 녹즙 요법

수억의 미생물이 만들어 내는 토양의 기氣와
태양의 에너지를 흡수, 성장하는 야채에는
신비한 생명력과 천연의 약성이 가득하다.

생채식이란 생야채를 날로 섭취하는 것을 말하는 것이고,
녹즙 요법이란 생야채를 갈아서 그 즙을 마시는 것을 말한다.
여기서는 생야채뿐만 아니라 과일도 포함하는 것을 전제한다.

이 생야채 녹즙 요법에 대해서는 많은 전문가들이 소위
'식이요법' 등의 핵심으로 소개하고 있으며, 논자에 따라서는
상충된 이론과 방법이 소개되기도 하여 사람들을 곤혹스럽게
하는 경우도 없지 않으리라 생각된다.

여기에서는 '생야채 녹즙 요법'에 대한 핵심 원리와 실천
방법을 가장 보편적 입장에서 정리하는 한편, 필자가 어머니를
자연 치료할 때 선택했던 식단을 그 개요만 언급하고자 한다.

물론 제7장의 「난치병의 자연치료법과 치유 사례」편에서
보다 구체적으로 반복, 정리하였다.

∷ 야채의 신비

　한 줌의 흙 속에는 수억이 넘는 미생물이 살고 있고, 그 미생물은 무한한 영양소의 공급원이 된다.

　그러한 영양소의 혜택과 함께 태양의 기를 흡수하며 성장하는 야채에는 항생(抗生) 물질보다 훨씬 우월한 정제된 약물이 함유되어 있다고 한다.

　이 같은 사실은 이를 전문적으로 연구한 학자들의 발표에서만이 아니라, 생채식으로 암을 비롯한 난치병을 극복한 수많은 체험자들에 의해 현실적으로 입증되고 있다.

　최근에도 마늘, 무 등의 야채에 탁월한 항암 성분이 있다는 발표가 잇따르고 있다. 결국 수억의 미생물이 살고 있는 자연의 토양을 모태로 한 모든 야채에는 신비한 생명력과 천연의 약성(藥性)이 내포되어 있는 것이다.

　단, 토양 속의 미생물은 합성 화학 물질 앞에서는 힘을 못 쓰므로, 과도한 농약이나 비료가 범벅이 된 땅에서 자란 야채의 경우 그 효능이 반감될 것은 뻔한 이치다.

　그럼에도 불구하고 그러한 토양에서 자란 야채에도 항암 효과가 있는 것으로 발표되고 있는 것이다. 당연히 천연 상태의 토양에서 자란 야채, 즉 쑥, 민들레, 질경이, 돌미나리, 각종 산채 등 야생 채소들의 약효는 거의 신비라 할 수 있지 않을까?

　따라서 야채는 가능하면 자연에서 채취한 것이거나 천연

상태의 토양(부엽토 등)에 직접 길러 먹는 것이 가장 이상적이다.

　이러한 야채는 생으로, 국으로 또는 무쳐서 다양하게 섭취할 수 있으나 여기서는 녹즙 요법에 대해 중점적으로 다루고자 한다.

　이 책에서 가장 귀중하게 취급하는 천연 식품이자, 천연 신약(天然神藥)은 다음과 같다.

- 잎채소류 : 돌미나리, 민들레, 케일, 씀바귀, 질경이,
　　　　　배추, 양배추, 무잎, 쑥, 부추, 파, 미역,
　　　　　다시마, 김
- 뿌리채소류 : 우엉, 연뿌리, 마, 도라지, 당근, 비트,
　　　　　야콘, 마늘, 양파, 감자

내가 온 지면의 씨 맺는 모든 채소와
씨 가진 열매 맺는 모든 나무를 너희에게 주노니
너희 식물이 되리라

- 성경(창세기 1장 29절)

:: 생야채 녹즙의 효과

녹즙은 각종 미네랄과 비타민의 보고다.

20세기는 비타민의 시대이고, 21세기는 미네랄의 시대라는 말이 있다. 야채에는 인체에 필요한 비타민 C, A, M, K 등 다량의 귀중한 비타민이 풍부하다는 것이다.

특히 비타민 C는 현대 성인병의 구원 투수로 인정될 만큼 해독 작용과 혈구의 재생 촉진을 비롯하여 항암·항괴혈성(抗壞血性) 등에 유효한 것으로 평가받고 있다.

또한 야채에는 비타민 외에 칼슘이나 칼륨 등 미네랄 또한 매우 풍부하게 들어 있으므로, 녹즙으로 마시게 되면 이러한 비타민과 미네랄을 파괴됨이 없이 고스란히 섭취할 수 있다는 장점이 있다.

녹즙에는 효소가 풍부하다.

효소란 동물이나 식물의 몸 안에서 이루어지는 단백질의 유기물로써 소화 효소 등 무려 2,000여 종이 넘는 것으로 알려져 있다. 이러한 효소는 인체 내에서 신진대사 활동을 촉진시키는 역할을 하게 된다.

무에 많은 디아스타제는 대표적인 소화 효소라 할 수 있다. 야채에는 효소가 풍부하게 들어 있으나 열을 가하게 되면 또한 대부분 파괴된다. 따라서 녹즙으로 섭취하게 되면 살아

있는 효소가 풍부하게 들어있어 건강 유지에 중요한 구실을
맡게 되는 것이다.

녹즙에는 산소가 풍부하다.

60조 개나 되는 우리 몸의 세포에는 모두 산소가 공급되
어야 한다. 물론 호흡을 통해 공급되는 산소가 가장 중요하지
만 음식물을 통해 얻어지는 산소 또한 매우 중요하다.
용존(溶存) 산소가 풍부한 물이 양질의 자연 생수라고 이미
「물」의 장에서 언급한 적이 있지만 야채나 과일에서도 양질의
용존 산소가 들어있는 것이다. 용존 산소 또한 열을 가하게 되
면 날아가 버리게 되므로 인체의 산소 결핍을 해소하기 위해
서라도 녹즙을 마셔야 한다.

:: 생야채 녹즙 요법의 기본 원칙

제철에, 제 강토에서 재배된 것을 원칙으로 한다.

계절의 변화에 따라 천지의 기운도 변하고 야채의 약성도 변하므로 야채와 과일은 기본적으로 제철에 나는 것을 먹는 것이 가장 좋다.

온실 재배 기술의 발달로 계절에 관계없이 공급되고 있지만, 여름 채소를 겨울에 먹는 자체가 부자연스러운 것이다. 겨울에도 바닷속에는 미역·김·다시마 등의 해초가 자라므로 이러한 해조류는 특히 겨울철에 먹으면 더 이롭다.

우리의 몸은 흙을 포함한 자연과 환경의 산물인 만큼, 우리 강토에서 재배된 우리 농산물이 우리 몸에 가장 맞고 좋으며 이는 가장 과학적인 결론이다.

우리의 체질이 우리가 섭취한 우리 농산물 속의 지기(地氣)에 의해 결정적으로 정해진다는 것은 주지의 사실이다. 그런데 지기란 결국 흙 속에 있는 미생물과 미네랄의 작용과 밀접한 관련이 있다 할 것이며, 이 미생물은 그 땅에 살고 있는 사람들이 흘린 여러 가지 유기 물질을 섭취한다.

따라서 흙과 몸이 다르지 않다는 신토불이(身土不二)사상은 결코 단순한 구호가 아닌 것이다.

야채와 과일은 제독하되 과일은 껍질째 먹는다.

오늘날 일부 지역에서 유기 농법이나 자연 농법 재배가 이루어지고 있긴 하지만, 농약을 살포하지 않는 농사를 생각할 수 없는 것이 솔직한 현실이다.

따라서 어떻게 농약의 독을 없애고 농산물을 섭취할 것이냐 하는 것은 대단히 중요한 당면 문제다.

이에 대한 대안으로 등장하는 것이 숯가루, 통밀가루, 식초 등이다. 즉, 야채나 과일을 통밀가루 또는 숯가루나 양조식초 1~2숟가락을 탄 생수나 정수된 물(1대야 기준)에 30분~1시간 동안 담가두었다가 다시 생수로 헹궈서 먹으면 웬만한 농약 성분은 제거된다.

대부분의 사람들은 과일의 농약 성분도 없애고 맛있게 먹는다고 습관적으로 껍질을 깎아 먹고 있지만, 위의 방법으로 제독한 후 껍질째 먹는 것이 훨씬 유익하다. 왜냐하면 과일의 주요 영양분과 약성은 대부분이 껍질에 있기 때문이다.

껍질을 깎아버린 과일은 금방 산화되고 상하는 것을 흔히 목격하였을 것이다. 대표적인 장수촌인 코카서스 지방 사람들은 으레 과일을 껍질째 먹고 있다고 한다.

야채와 과일은 가능하면 따로 먹는다.

일부 자연의학자들은 야채와 과일을 함께 먹으면 상충(相衝)작용을 일으켜 중요한 생명의 기가 파괴될 뿐 아니라 두뇌에도 좋지 않다고 경고하고 있다.

단, 참외, 수박, 오이, 토마토 등의 채과(菜果)는 야채나 과일 어느 쪽과 같이 먹어도 무관하다고 주장한다. 실제로 야채를 먹고 나서 과일을 바로 섭취하면 따로 먹을 때보다 속이 더 부룩한 느낌을 받게 될 것이다.

뿌리 채소류와 잎 채소류는 같이 먹지 않는다.

이 원칙에 대해서는 다른 견해가 있을 수 있겠지만, 중환자의 경우 지키는 것이 좋다. 물론 하나의 동일 식품인 경우에는 잎과 뿌리를 통째로 먹는 것이 더 유익하겠지만 종류가 다른 야채의 뿌리와 잎을 같이 먹게 되면 기(氣)의 상충 작용이 있어 효과가 반감된다.

즉, 신체 조직 속으로 흡수될 수 있는 영양소는 효소의 유용성 여부에 의존하고 있는데 너무 많은 다른 종류의 영양소들이 신체조직 내에 들어오면 각기 다른 화학적 특성들 간에 경쟁이 생겨 혼란이 야기된다는 것이다.

한 끼에 몇 가지의 단순한 재료로 단순하게 조리하여 식사하기를 권고(특히 NEWSTART 계통)하는 말을 경청해야 하리라 생각한다.

잎 채소류 녹즙은 낮에 먹는다.

땅 속에서 자라는 뿌리 채소류(우엉, 도라지, 연뿌리, 마, 당근,

비트, 야콘 등)는 양성 에너지를 많이 함유하고 있으며, 강력한 생명력을 가지고 있다.

낮에 마셔도 무방하지만 아침과 낮 시간으로 나누어 마신다면 뿌리 채소류는 아침이나 저녁에 섭취하도록 한다.

이에 비해 잎 채소류(양배추, 돌미나리, 민들레, 질경이, 무잎 등)는 햇볕의 작용이 활발한 낮에 먹으면 최대 효과를 거둘 수 있다.

왜냐하면 잎 채소류의 녹즙은 햇볕의 도움이 있어야 비타민과 칼슘(Ca) 성분 등이 체내에 용이하게 흡수되기 때문이다.

따라서 날씨가 흐리거나 비오는 날에는 잎 채소류나 잎 채소류 녹즙을 마시지 않는 것이 좋다.

저녁은 과일이나 과즙만으로 먹는다.

잠자기 직전에 식사를 하면 음식물의 소화 처리를 위해 그만큼 신체의 각 기관이 쉴 수가 없고 따라서 완전한 휴식을 주는 숙면이 어렵다.

특히 숙면을 취할 때 뇌에서 여러 신비한 호르몬을 분비하여 우리 인체의 불균형을 바로 잡아주고 있다는 각종 임상 보고를 통해 볼 때도 투병 중인 경우는 반드시 위와 장을 비우고 잔다는 대원칙을 준수하는 것이 좋다.

따라서 저녁에는 순수하게 과일이나 과일즙을 먹게 되면 바로 흡수가 가능하므로 위와 장에게 가장 부담을 적게 주는 식사가 된다. 이때의 과일은 제철에 나는 것을 원칙으로 하는 것이 좋다.

:: 생야채 – 녹즙 요법과 일과표

생야채–녹즙 요법이라고 하여 그저 생채소만 먹는 것이 결코 아니다. 결국 각 개인의 상태와 체질을 고려하여 적절한 요법을 선택할 수밖에 없는 것이다. 한편 생야채 위주의 식사를 할 때는 기생충에 대비해서 정기적으로 구충약을 먹는 것이 좋다.

【생야채 녹즙 요법 기준 예시】

> - 1주차 녹즙 및 과일 식사
> - 2 · 3주차 녹즙 및 생식 요법
>   (현미 · 통보리 · 기타 잡곡류의 생식 가루+볶은 콩가루)
> - 4주차 녹즙+현미잡곡밥

여기서는 생야채 녹즙 요법을 중심으로 한 치병 식단에 대해 개요만 소개하고, 제7장에서 이 책 전체의 내용을 요약 정리하면서 보다 자세한 치병 일과표를 제시하였다.

【일과표】

<table>
<tr><td>06:00</td><td>기상 : 기도
생수 2컵+숯가루 1숟가락, 경혈 마찰, 모관운동</td></tr>
<tr><td>07:00</td><td>녹즙(뿌리채소류) 1컵
우엉, 도라지, 연뿌리, 마, 당근, 비트1/2, 야콘 등</td></tr>
<tr><td>08:00</td><td>아침 식사(생식)
생식 가루 1~2숟가락+참깨 1숟가락+얇게 썬은
생채소+ 들기름 1숟가락을 혼합⇒생김 1장에
싸서 조금씩 천천히 먹음
※ 식후 : 잣, 호두, 생땅콩 등 견과류 약간, 과일탕 1컵</td></tr>
<tr><td>10:00</td><td>숯가루 관장 요법(매일 1회),
숯가루 열탕 목욕(1주일에 2회)</td></tr>
<tr><td>11:00</td><td>녹즙(잎채소류) 1컵
케일, 양배추, 돌미나리, 민들레, 질경이, 무잎,
배추 등</td></tr>
<tr><td>12:00</td><td>점심 : 아침 식사와 동일</td></tr>
<tr><td>16:00</td><td>녹즙(뿌리채소류) 1컵 : 아침과 동일</td></tr>
<tr><td>17:00</td><td>저녁 : 과일이나 과즙만으로(아보가도, 포도, 배 등)</td></tr>
<tr><td>22:00</td><td>취침 : 기도
수 1컵+숯가루 1숟가락, 모관운동</td></tr>
</table>

∷ 무공해 야채 재배법

양질의 천연 토양에서 자생한 쑥이나 민들레, 질경이 등이 최상의 야채이며 신약임은 앞에서 언급한 바와 같다. 그러나 대부분의 야채는 상업용으로 길러지기 때문에 비료나 농약 등 화공약품의 피해를 완전히 벗어날 수 없다.

물론 무공해 유기농법으로 재배한 야채 등이 없는 것은 아니나, 믿고 구하기가 그렇게 쉽지 않다.

여기서는 가정이나 사무실, 기타 좁은 공간에서 직접 무공해 야채를 길러 활용할 수 있는 '수경 재배법'과 '토양 재배법'을 소개하고자 한다.

실제 자신이 직접 파종하고 물을 주고 정성을 기울여 키울 때는 일반 야채보다 더욱더 생명의 기가 넘치게 됨은 당연하다 하겠다.

뿐만 아니라 야채 재배 자체가 치매 환자 등에 치유 효과가 있는 것으로 밝혀지고 있으므로 집에 중환자가 있거나 뜻이 있는 분들에게 적극 권유하고 싶다.

수경 재배법 : 무가 가장 적합

수경 재배는 흙을 사용치 않고 물만으로 야채를 재배하는 것이다. 일반 수경 재배 농장에서는 영양제 등을 사용하여 재배하고 있으나 여기서는 순수한 자연 생수만으로 재배하는 것을 원칙으로 한다.

무순 재배에 알 맞는 수경 재배기는 백화점이나 관련 자재점에 가면 큰 부담 없이도 마음에 드는 것을 구입할 수 있다. 사정이 여의치 않을 때는 집에서 간단히 마련할 수도 있다.

먼저 집에서 쓰던 체를 준비해 놓고 밑 부분 크기에 맞춰 올이 굵은 천(때밀이 수건 등)을 잘라 깔아준다.(깔지 않고 그냥 해도 큰 지장은 없다) 그 다음 미리 생수에 하루 내지 이틀 정도 불려 싹을 틔운 무씨를 그 체 위에 놓고, 하루 세 차례 정도 분무기로 생수를 뿌려주면 된다.

3~4일까지는 검은 헝겊으로 덮어두고, 4~5일쯤에 햇빛을 쬐면 무가 노란색에서 녹색으로 변하게 된다. 그리고 1주일 되는 날부터는 먹을 수가 있는데, 뿌리째 먹어야 약성을 온전히 섭취하게 된다는 점을 명심해야 한다.

이때 분무기로 물을 뿌려주는 대신 용기를 구입하여 그 용기에 생수를 채워 무가 물을 흡수할 수 있게 장치해도 된다. 물론 물은 생수여야 하며 자주 갈아주는 것이 좋다.

무 말고도 콩, 녹두 등이 수경 재배에 적당하며 그밖의 야채는 키우기 어렵다. 나름의 수경 재배 기법을 개발한다면 일단은 무공해 채소를 먹을 수 있어서 좋고, 관상용으로도 좋은 볼거리를 제공할 것이다.

토양 재배법

수경 재배보다는 천연 상태의 흙에서 자라난 야채(특히 산나물)가 훨씬 효능이 좋은 것은 말할 것도 없다.

가까운 산에 가서 나뭇잎이 썩어서 된 흙, 즉 부엽토를 가지고 와서 집의 한쪽 공간에 사과 궤짝 같은 빈 상자를 이용하여 흙을 채운다.

이 때 떡방앗간에서 파는 깻묵을 적당량 구입하여 잘게 부숴 섞으면 더욱 좋다. 무씨는 수경 재배 때와 동일하게 파종하고 물은 아침과 저녁 두 차례만 뿌려주면 충분하다.

이러한 토양 재배로는 무뿐만 아니라 보리, 쑥, 기타 모든 야채를 다 재배할 수 있다. 천연의 토양에서는 수십 억 마리의 미생물이 모든 야채를 천연의 약 덩어리로 만든다는 것은 앞서 기술한 바와 같다.

다만 여러 차례 재배한 후에는 흙을 다시 갈아주는 정성이 필요하다. 수경 재배 때와 마찬가지로 뿌리를 버리지 말고 통째로 먹는 것이 훨씬 좋다.

⠿ 과일탕(헤모글로빈탕)

중한 수술을 받은 사람이거나 오랫동안 질병에 시달려 온 사람은 피가 모자라기 십상이다. 이때 부족해진 피를 보충시켜 주는 매우 좋은 영양식으로 과일탕(일명 헤모글로빈탕)이 있다.

곡식·과일·채소 및 견과류 등에는 좋은 피를 만들기에 필요한 철분을 비롯한 많은 영양소를 포함하고 있다.

과일탕은 이들을 재료로 하여 만드는 것으로 환자, 건강인 할 것 없이 매우 좋은 보혈 영양식이다.

【재료】

- 과일류 : 사과 3개+배 3개+곶감 3개+귤 3개
- 견과류 : (잣 · 대추 · 은행 · 생땅콩) 각 1홉+밤 10개+ 호도 10개
- 채소류 : 당근 3개+무 1/2+생강 3개
- 곡식류 : 참깨 1홉 (믹서에 곱게 간다)
- 기　타 : 꿀 1공기

찜통 밑바닥에 무를 납작하게 썰어서 깔고 위의 재료를 넣고 물을 적당량 맞추어 끓이면 된다.

중환자의 경우에는 삶은 것을 베보자기 같은 것에 넣어 짜서 국물만 한 끼에 한 대접씩 마시고 찌꺼기는 재탕해서 마신다.

한편 건강한 사람의 경우에는 삶은 모든 재료를 버리지 말고 믹서에 갈아서 냉장고에 보관해 두었다가 필요시 따뜻하게 데워 먹으면 된다. 아침 식사 대용으로 활용할 수도 있다.

숯가루 활용 제독

숯은 그 수명이 무한하고, 흡착성과 해독성
환원력이 탁월한 자연 에너지의 집적체이다.

:: 숯의 효능

숯은 나무를 태워 얻게 되는 순수한 탄소질이다.

현재 대한약전(KP)이나 미국의 약전 및 일본의 약전도 약
용탄을 약으로 지정하고 있으며, 숯이 지사제와 해독제로써
유효하다는 사실을 밝히고 있다.

앞으로도 계속해서 숯의 다양한 효능과 활용법이 더욱 과
학적인 논리로 무장한 채 널리 보급되리라 예견된다.

숯의 효능은 크게 보아 흡착성과 해독성, 그리고 환원성
등 세 가지로 대별할 수 있다고 본다.

숯은 그 내부에 무수히 많은 작은 구멍을 갖고 있는 탄소
로 되어 있으며, 이 작은 구멍은 상호 연결되는 무수한 통로로

구성되어 있다는 것이다.

연구자에 의하면 어른 손가락 하나 크기 정도인 1g의 숯의 구멍을 모두 평평하게 펼쳐 본다면 총면적은 약 250~300㎡(75~90평)로 테니스장 넓이만 하다니 정말 숯은 신비로운 물질이라 아니할 수 없다.

이와 같이 숯에는 상호 연결되는 무수한 통로로 구성되어 있는 작은 구멍이 많기 때문에 강력한 흡착력을 가지면서 인체에 유익한 성분은 그대로 두고 유해한 것만 흡착하는 뛰어난 선택성을 가지고 있다는 데 바로 숯의 신비가 있다.

우리의 선조들이 간장을 담글 때 숯을 띄우고, 우물을 팠을 때 숯을 넣어둔 것이나, 현대의 공해 방지 시설에 예외 없이 숯 필터를 장착한 것은 모두 이러한 숯의 특성을 활용한 지혜라 할 것이다.

한편 숯은 그 자체가 탄소질이기 때문에 탄소의 특성상 수명이 무한하고 음(−)전자를 많이 가지고 있으며 이로 인해 산화방지 효과, 즉 환원 능력이 탁월하다.

숯 예찬론자들은 숯의 환원 능력의 대표적인 사례로 중국 호남성에서 2,000여 년 전의 것으로 추정되는 마왕퇴(馬王堆) 고분에서 발굴된 시신이 부패되지 않았으며, 해부된 위에서 나온 오이 씨앗을 심었더니 그중 60%나 싹이 텄다는 신비로운 사실을 들고 있다.

그 비밀은 고분 둘레가 5톤이나 되는 숯으로 둘러싸여 있었기 때문이라는 것이다.

또한 세계적 문화유산으로 손꼽히는 해인사의 팔만대장경이 7백 년이 지나도 전혀 손상을 입지 않고 잘 보존된 주된 원인도 장경각 바닥 1m 정도까지 숯과 소금이 고루 묻혀 있기 때문이라고 한다.

∷ 숯가루 복용법

이와 같이 숯에는 유해 물질을 강력히 흡착하고 해독하는 효능이 있어 적절히 복용하면 건강 유지 및 치병에 틀림없이 큰 효과를 보게 될 것이다.

필자는 1991년 초에 처음 숯에 대해 관심을 가지게 되었고, 1992년 어머님의 병환을 치유하는 과정에서부터 보다 적극적으로 숯가루를 복용하면서 활용하고 있는바 날이 갈수록 숯의 효능과 그 신비에 매료됨을 느낀다는 것이 솔직한 심정이다.

사실 어머니의 중병이 치유된 것은 가족의 정성과 어머니 자신의 생명력이 되살아났기 때문이겠지만, 그 치유 과정 중의 일등공신은 당연히 '숯'이었다고 지금도 확신하고 있다.

숯가루는 공복에 복용하는 것이 체내 독을 제거하는 데 가장 효과적이다.

비록 숯도 회분의 성분으로 알칼리성의 미네랄이 풍부하

고 숯의 수많은 구멍에는 인체에 유익한 미생물이 많이 존재하고 있다. 하지만 기본적으로 숯은 영양 보급자가 아니라, 청소부요, 해독자로 기능하는 것이 본 임무인 것이다.

보통의 경우는 하루 1~2순가락 정도가 좋으며 아침 기상 시나 취침 전에 1순가락을 2컵 분량의 뜨거운 물이나 상온의 생수와 함께 먹는 것이 적당하다. 물론 상태에 따라 1~2순가락을 공복시에 더 복용하는 것도 무방하다.

숯가루 복용은 소화가 안 되고 속이 더부룩한 경우, 식중독, 감기, 숙취 해소 등에 탁월한 효과가 있으며, 해독제이기 때문에 간의 강력한 응원군으로서 모든 병에 유익하다.

특히 중환자의 경우는 온몸이 독덩어리 상태라 할 수 있으므로 더 큰 효과가 기대된다. 다만 체질에 따라 일부 변비가 오는 수가 있는데 이때는 물을 더 마시면서 올리브유를 적당히 복용하면 된다.

그러나 숯가루 복용에는 반드시 지켜야 할 주의사항이 있다. 숯가루가 정말 양심적으로, 제대로 만들어진 것이냐 하는 것이다. 사실 숯가루 경계론자들의 경고도 바로 이 점을 부각시키는 것이라 해도 과언이 아닐 것이다.

즉, 저온에서 구워 완전 탄화되지 않은 숯이나 독성이 있는 나무로 만든 숯 또는 비위생처리를 한 경우 등은 그 독성으로 인해 오히려 치명적인 영향을 받을 수 있는 것이다.

숯가루 자체는 정말 자연의 에너지를 가진 양질의 천연 식품이자 천연 신약(天然神藥)임에 틀림없다.

복용하는 숯은 관솔이 없는 부드러운 소나무로 만든 것이 상품(上品)이다. 최근에는 약으로 인정받은 질 좋은 숯가루를 약국에서 쉽게 구입할 수 있다.

숯 관장법 · 숯가루 열탕 목욕

장청소에는 숯 관장법이, 전신의 독소 제거는 숯가루 열탕 목욕이 매우 효과적이다. 자세한 내용은 제7장 「난치병의 자연치료법과 치유사례」 편에서 다루기로 한다.

올리브유 – 숯떡 요법

올리브유는 혈관을 확장하여 혈액 순환을 촉진시키며 기관지염, 폐렴 · 간염 등의 각종 염증 제거에도 탁월한 효능이 있다.

올리브유–숯떡 요법은 올리브유와 숯가루를 적절히 배합한 것으로 환부의 염증을 효과적으로 제거하는 한편 그 부위의 혈행을 촉진하여 질병 치유를 돕는 자연 요법이다.

이 요법은 뇌출혈, 뇌경색 등 뇌졸중 뿐만아니라 관절염 등 각종 염증 질환에도 놀라운 효능을 보인다. 특히 복수 흡착

기능이 있어서 각종 간질환 및 늑막염에도 효과가 있다.

활용법 및 주의점

- 준비물 : 올리브유, 숯가루, 대형 거즈(의료기 상사에서 구함)
- 먼저 숯가루에 올리브유를 잘 섞어 밀가루를 반죽하듯 반죽한다. 이때 두 재료의 혼합 비율은 반죽하기 좋을 정도로 하면 된다.
- 완성된 올리브유–숯떡을 거즈 위에 잘 편 다음, 그것을 환부에 붙인다. 뇌출혈 환자는 머리를 깎은 뒤에 해야 하며, 각종 내과 질환의 경우는 인체 해부도를 보고 해당 부위에 붙이도록 한다.
- 보통 12~24시간 간격으로 갈아 붙이는데, 필자 어머니의 뇌출혈을 치료할 때는 매일(24시간마다) 갈아 붙였다.

⠿ 기타 활용

숯은 특유의 유해 물질 흡착 작용으로 인해 다양하게 활용되고 있다.

「물」의 장에서 언급한 바 있지만 가정에서 수돗물을 정수할 때 가장 좋은 것이 숯이고, 야채나 과일 등에 묻어 있는 농약성분을 제거하는 데도 숯이 활용된다.

그 외 숯베개나 숯방석, 숯침대, 숯양말, 숯탈취제 등 다양한 숯 제품이 선보이고 있다.

그러나 '숯 건강법'이 결코 만능은 아니며 숯가루 또한 만병 통치약은 결코 아니다. 숯이란 결국 우리의 자연치유력을 강화해 주는 하나의 자연 식품에 불과한 것으로 보아야 한다.

따라서 다른 음식 요법이나 운동, 정신 건강을 도외시한 채 숯가루에만 의존하여 모든 질병을 치유하고 건강을 유지하겠다는 '숯가루 맹신론'에 빠진다면 이는 매우 위험한 발상이라 아니할 수 없다.

거시적인 건강 철학과 균형 있는 생활 습관을 정립하는 것이 건강 유지에 가장 중요한 처방임을 다시 한번 강조하고 싶다.

황토 활용 제독

황토는 숨쉬는 생명체요, 인간의 영원한 동반자다.

:: 황토의 효능

흙은 생명의 원천이다. 흙으로 사람을 창조하였다는 성경의 말씀을 굳이 인용할 것도 없이, 모든 생물은 흙 없이는 생겨날 수 없다. 최근 들어 '양어장에 황토를 넣어 주었더니 죽어가던 물고기가 살아나더라' 라는 등 황토의 신비한 효능에 관한 사례들이 급속히 퍼져가고 있다.

실제 공기 좋은 시골에 황토방을 짓고 황토를 활용한 각종 자연요법을 통해 건강을 유지하면서 인생의 멋을 즐기는 분들이 많아지고 있다는 것을 알고 있다.

그러나 생업이라는 굴레에 얽혀있는 대부분의 도시인들은 마음은 있어도 선뜻 실행하기에는 현실적인 어려움이 있는 것 또한 사실이다.

황토의 효능에 대해서 현대 과학으로는 명확하게 입증된 것이 없는지는 모르겠으나, 직접 체험으로 느끼게 되는 그 효과 자체는 누구도 부인할 수 없을 것이다.

먼저 흙(특히 황토)에는 수많은 미생물과 효소가 존재하고 있어 각종 유기물을 분해하고 정화(淨化)시키며, 분해된 유기물은 먹이 사슬의 제1기초인 식물의 영양 공급원이 된다. 즉, 황토는 '살아있는 생명체'라고 불리워질 만하다는 것이다.

특히 황토항아리는 숨을 쉬기 때문에 호기성(好氣性) 균이 그 속에서 왕성하게 번식하며 김치, 된장, 간장을 잘 발효시켜 준다는 사실 또한 이와 무관치 않으리라 본다.

다음으로 황토에서는 원적외선이 많이 방출된다. 원적외선이란 적외선보다 파장이 더 긴, 눈에 보이지 않는 광선으로써 다른 광선과 달리 인체 흡수가 잘 되고 열에너지 방사율이 높으며 인체의 신진대사와 혈액 순환을 돕는 유익한 광선으로 알려져 있다.

이 원적외선은 원적외선을 방사하는 성질을 가진 물질(예: 황토, 세라믹, 게르마늄석 등)에 열이 가해졌을 때 더 많이 방사된다는 것이다.

예로부터 '장맛보다는 뚝배기'라는 말은 장맛을 장맛이 나게 만드는 비결이 바로 뚝배기에 있다는 것이리라. 즉, 흙을 구워 만든 뚝배기야말로 강력한 '원적외선 방사체'로 장을 골고루 익혀주기 때문에 장맛이 난다는 것이다.

∷ 황토 목욕법

황토 목욕 또한 일반 목욕의 원리가 그대로 적용되는 점에서 전술한 숯 목욕과 그 방법이 완전 똑같다. 즉, 숯가루 대신 질 좋은 황토 가루를 사용한다는 점만 다르다 하겠다.

여기서 상품(上品)으로 치는 황토는 오염되지 않은 소나무밭 따뜻한 양지쪽에서 채취하여 곱게 친 것을 꼽는다.

공휴일이나 기타 여유있는 날에 등산을 겸하여 배낭을 짊어지고 직접 채취하여 사용하는 것이 가장 좋으리라 본다. 예로부터 약이란 '정성이 반' 이라 하지 않는가!

활용법

1~2되 정도의 황토 가루를 준비된 탕에 완전히 푼 다음 명치아래 부위까지 잠기게 한다. 시간이나 활용법 및 기타 주의사항은 제7장 중「온몸 청소」편의 숯가루 목욕법을 그대로 참조해 주기 바란다.

황토 목욕은 신경 세포를 충전시키고 몸 속에 있는 독소 제거효과가 크므로 신경통, 불면증 등 신경성 질환과 당뇨병 등에 특히 유익하다. 당뇨병 환자들은 감각이 둔화되어 있기 때문에 열탕 목욕을 할 때는 반드시 온도계를 사용하여 불의의 화상을 입지 않도록 하는 주의가 필요하다.

사실 요즈음 제독 성질이 있는 재료를 활용한 목욕법이 많이 소개되어 있는데 필자는 경험적으로 숯가루, 황토, 솔잎, 쑥이 확실히 제독 효과가 있는 것을 확인하고 있다.

지금은 비록 고인(故人)이 되었지만 필자의 작은어머니가 뇌경색이 와서 병원에서 포기한 상태에 있었을 때, 필자는 제7장에서 소개한 치병 일과표의 내용과 함께 환경적 제약 때문에 숯가루 목욕 대신 솔잎 목욕을 사촌에게 권하였다.

당시 필자의 어머니는 건강을 회복한 상태에 있었기 때문에 필자는 비교적 권위를 인정받고 있었다.

솔잎은 양지바른 산등성이에서 소위 만리풍(萬理風)을 맞은 토종 소나무의 잎을 채취해서 목욕하도록 한 것이다.

오래지 않아 작은어머니의 병세가 차도가 있더니 회복되었다. 사촌형과 형수들의 지극한 정성과 함께 솔잎 목욕 등 자연치유건강법의 신비한 효과가 상승 작용한 것이지, 결코 우연으로 나은 것이 아니라는 것을 필자는 누구보다도 잘 알고 있다

∷ 기왓장 뜸질

옛날 기와는 모두 질좋은 황토로 구웠다. 이 황토로 만들어진 기와가 오랜 세월 비바람을 견디고 태양에너지를 함축하면서 더욱더 신비한 물질로 변하게 되는 것이다.

최근 오래된 기와지붕에서 자라는 와송(瓦松)이라는 식물이 각종 암에 특효가 있는 것으로 발표되고 있고, 이 와송을 전문으로 연구하는 관계자도 많은 것으로 알고 있다.

황토로 만들어진 기왓장은 많은 신비한 효능이 숨쉬고 있다. 오래된 기왓장에 열을 가했을 때 전술한 원적외선 또한 많이 발생하리라는 것은 상식으로도 능히 짐작 가는 일이다.

활용법

- 먼저 오래된 사찰이나 시골의 고가(古家)에서 황토로 만들어진 오래된 기왓장을 구한다.
- 이를 적당한 간격으로 자른다(집에서도 할 수 있고 석물 공장에 가면 쉽게 자를 수 있다).
- 준비된 이 기왓장을 가스레인지등 불로써 3~5분 정도 열을 가한다.
- 1분 정도 식혔다가 천으로 감싼 뒤 아픈 부위에 닿게 하여 자연스럽게 그대로 두든지 또는 이동하며 마사지한다.

  5분 정도 열을 받은 기왓장은 보통 2시간 정도 뜨거움을 지속한 채 뜸질 효과를 내게 된다.

주의사항

이때 뜨거운 기왓장을 그냥 환부에 닿게 하면 바로 화상을 입기 십상이므로 청바지 조각 등 질긴 천으로 감싸는 한편 환부에도 면수건을 깔아주는 등 적절한 배려가 필요하다.

심장 부위나 머리 부위 등에는 사용치 않는다.

효과

전술한 황토의 원적외선 효과로 인해 환부의 혈행이 촉진된다. 따라서 허리 삔 데, 요통, 산후 몸조리, 관절염 등에 특히 유익하며 보통의 경우에도 단전에 대고 있으면 전신의 기력을 강하게 하는 효과를 가져온다. 노련한 침구사들은 침을 놓기 전후 환부에 이 기왓장 뜸질을 하게 한다.

옛날 선조들이 산후 몸조리하는 산부에게 미역국과 함께 이 기왓장을 불에 구워 아랫배에 뜸질하게 한 것은 정말 뛰어난 생활의 지혜라 아니할 수 없다.

필자는 오래된 사찰에서 기왓장을 구해 적당한 크기로 잘라 많은 사람들에게 선물한 바 있다. 그중 여러 사람이 상당히 효과가 있고 좋더라며 고마워하던 기억이 새롭다.

특히 필자의 학교 선배 부인 중 한 분은 친구집에 놀러 갈 때도 꼭 기왓장을 가방에 넣어가서 기왓장 뜸질을 한 채 친구와 대화할 정도로 기왓장 팬이 된 분도 있었다.

쑥 활용 제독

쑥은 자연이 준 최상의 선물이요,
단전 쑥뜸은 신방神方중의 신방이다.

:: 쑥의 효능

쑥은 단군 신화에 등장하는 전설의 신령초(神靈草)요, 신비의 천연 신약(神藥)이다. 히로시마 원폭 투하 이후 가장 먼저 소생한 풀이 쑥이었다는 사실이나, '쑥대밭이 되었다'는 속담 등을 봐도 쑥은 오래 전부터 그 끈질긴 생명력을 인정받고 있는 것이다.

쑥의 효능에 대해서는 《동의보감》이나 《본초강목》 등 옛 문헌에서부터 최근 연구에 이르기까지 이루 말할 수 없이 많이 제시되고 있지만 무엇보다도 혈행을 촉진시키고, 살균·해독작용이 뛰어나다는 점을 들 수 있을 것이다.

만약 쑥이 흔한 식물이 아니었다면 그 효능만으로 볼 때 인삼보다도 더 비싸게 거래될지 모를 일이다.

천연 토양에는 무에서 유를 창조하는 신비의 미생물이 그 득하다는 얘기는 이미 여러 차례 했다. 이런 점에서 볼 때 쑥은 그야말로 오리지널 천연 토양에서 자라나는 무공해 식품이다. 특히 봄철에 돋아나는 쑥은 약성도 뛰어나고 그 맛 또한 남달라 널리 애용되고 있다.

여름이나 가을에도 쑥대를 낫 등으로 잘라낸 후, 그 옆으로 돋는 새순을 식용하면 보약이 따로 없는 효과를 거둘 수 있다.

⠿ 쑥 목욕법

목욕법은 전술한 숯가루 목욕법과 동일하다. 다만 쑥은 직접 채취하거나 건재 한약상에서 구입하여 잘게 썬 다음 솥(또는 들통)에다 푹 삶은 후, 그 물을 욕탕에 붓고 찌꺼기 쑥은 삼베 보자기 같은 것에 싸서 욕탕에 넣어 두면 된다. 물론 쑥 찌꺼기를 그냥 탕 속에 두어도 무방하다.

쑥 목욕은 손발이 차고 냉한 사람이나 각종 부인병, 피부병에 매우 효과적이며 피부 미용에도 좋다.

전술한 숯가루나 황토 목욕에 비해 시행하기에는 가장 편리하므로 적절히 선택하면 될 것이다.

:: 단전 쑥뜸

일구(一灸)·이침(二針)·삼약(三藥)이라 하여 쑥뜸 요법은 부작용이 적은 반면 효과는 크다는 점에서 일찍이 동양의학의 치료 수단 중 최고의 치료법으로 꼽혀왔다.

뜸은 음양오행설에 기초를 둔 한방 의학의 경락학설에 그 이론적 근거를 두고 있는데, 기(氣)의 출입문인 인체의 주요 혈(穴)에 쑥을 올려놓고 태움으로써 기혈을 자극하여 그 기혈의 순환을 원활케 한다는 것이다.

이 뜸을 현대 의학적 관점에서 보면 뜸으로 피부를 태우면 신경이나 조직에 열 또는 온열 자극을 주게 되고 이로 인해 혈구 변화를 일으키며, 백혈구의 식균 작용이 증가된다는 것이다.

뜸의 재료로는 단연 쑥이 대표 선수이며, 그 중에서도 해풍(海風)을 쐰 강화쑥을 최고의 상품(上品)으로 친다.

쑥뜸 요법은 누구나 장소와 시간에 큰 구애됨이 없이 시행할 수 있으므로 나름대로 쑥뜸 뜨기를 적극 권고한다.

여기서는 '단전 쑥뜸'에 대해 독특하면서도 상반된 견해를 피력한 우리 시대의 기인(奇人)들이 연구한 쑥뜸 요법을 간단히 살펴보고 어떻게 수용하느냐 하는 입장을 정리해 보고자 한다.

직접구 예찬론(仁山식 영구법)

《동의보감》에서 "뜸을 뜬 자리는 반드시 헐어야 효력을 볼 수 있다"고 한 것과 같이 직접 피부를 태우는 직접구를 해야 효과가 있다는 입장이다.

《신약(神藥)》의 저자 인산 김일훈 선생은 소위 영구법(靈灸法)이라 하여 단전(관원혈, 배꼽 아래로 자기 손가락 3개 정도 지점)과 중완혈(배꼽 위로 자기 손가락 4개 정도 지점)에 직접 5분 이상 30분 정도 타는 뜸장을 1년에 500장 이상 뜨면 각종 난치병을 치유할 뿐만 아니라 영명대각(靈明大覺)하는 정신 수양 효과까지 있다고 주장한다.

즉, 약쑥의 조화력과 강한 뜸불 온도의 힘에 의해 골수, 근육 등에 자리 잡고 있던 병균들이 쫓겨 다니다 결국 뜸뜨는 자리로 쫓겨나와 강한 뜸불의 화독(火毒)에 전멸되고 만다는 것이다. 이 입장에서는 뜸자리에 응집되어 흐르는 피, 고름, 진물 등은 쑥뜸의 힘에 전멸된 병균의 잔해들이라고 본다.

이 영구법 예찬론자들에 의하면 암을 비롯한 각종 난치병이 이 영구법으로 치료될 뿐만 아니라 에이즈(AIDS)도 치료할 수 있다는 논리를 제시하고 있다.[*]

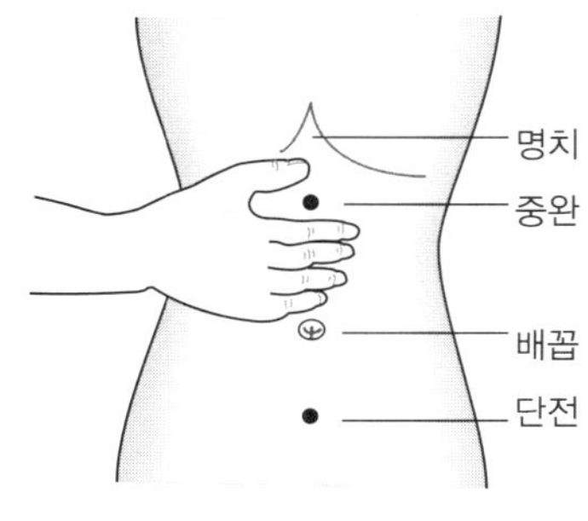

***

[*] 시사춘추, 1992. 3월호

간접구 예찬론(심주섭식 뜨겁지 않은 뜸)

쑥뜸의 효능은 피부 속으로 쑥의 연기를 흡수시켜 오장육부와 12경락을 잘 통하게 해 주는 것이지, 살갗을 태워서 그 자리에 염증을 생기게 해 치료가 되는 것이 아니라는 입장이다.

소위 뜨겁지 않은 쑥뜸 요법을 개발한 심주섭 옹이 《심주섭 할아버지의 뜨겁지 않은 쑥뜸 치료법》(김용태, 서울문화사)에서 강력히 주장하고 있다. 특히 간접구로 뜨기 때문에 중완과 관원혈 외에도 배꼽(신궐혈)도 매우 중요한 뜸자리로 인식하는 특징이 있다.

단전 쑥뜸 선택 기준

전통적인 한의학 맥을 이어왔을 뿐만 아니라 독특한 의론(醫論)을 주장한 인산 김일훈 선생(작고)과 본인의 중풍을 스스로 뜸으로 고쳐낸 후 20여 년 이상 뜸을 연구하여 수많은 암, 중풍 등을 치료해 온 심주섭 옹은 모두 우리 시대의 기인(奇人)들임에 틀림없다.

영구법으로 효험을 본 사람들은 직접구인 영구법을 예찬하게 됨은 당연하고, 뜨겁지 않은 심주섭식 쑥뜸 요법으로 효험을 본 사람들 또한 당연히 간접구 예찬론자가 될 수밖에 없다.

실제로 두 요법의 공통점으로는 모두 다 단전에 뜨는 것을 중시한다는 점과 뜸장이 10~30분 정도 타는 큰 크기라는 것이다.

　필자가 확인한 바로는 각 요법으로 효과를 본 사람들이 많은 것이 사실이고 추종 예찬론자 또한 상당하다는 것이다.

　따라서 필자는 어느 요법이 우월하다는 가치판단을 할 생각이 전혀 없고 그럴 능력도 없다.

　다만 두 가지 요법 모두를 체험해 본 필자 입장에서는 이 책에서 제시하는 각종 자연치유 요법과 조화가 되는 쑥뜸 요법으로는 아무래도 뜨겁지 않은 심주섭식 쑥뜸요법이라고 하지 않을 수 없다.

　왜냐하면 살을 태우는 영구법은 심한 화상으로 인해 전술한 각종 목욕을 통한 제독법을 제대로 실행할 수 없는 반면에 심주섭식 쑥뜸은 목욕하는 데 전혀 문제가 없기 때문이다.

　따라서 뜻이 있는 분들은 본서의 자연치유 요법과 함께 심주섭식 뜨겁지 않은 단전 쑥뜸 요법을 상호보완적으로 활용하면 많은 효과를 보게 될 것이다.

　최근에는 심주섭식 링받침대를 사용하는 간접구 외에도 상당히 과학적으로 고안된 간접 단전쑥뜸기 등이 시중에 선보이고 있으므로 단전 쑥뜸 뜨기가 한결 쉬워졌다고 본다.

제3장

자연치유력의 기초
- 정신과 육체의 기초, 음식 -

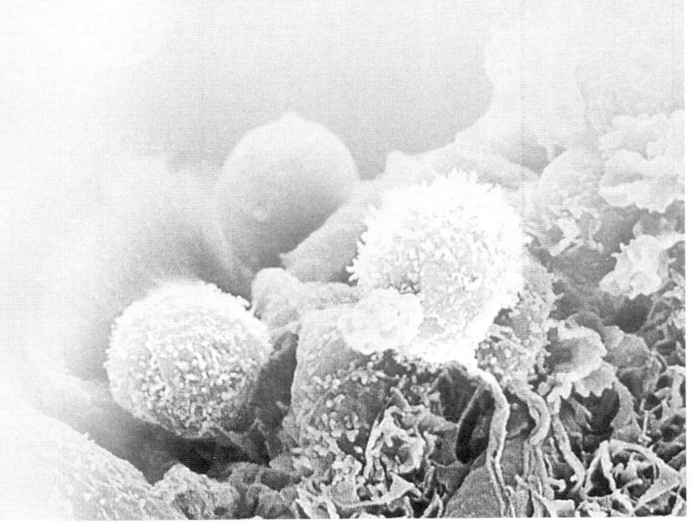

자연식의 원칙

약식동원藥食同源
약과 음식의 뿌리는 서로 다르지 않다.
가장 좋은 약은 자연에 의해 만들어진다.

음식물은 우리의 피를 만들고 육체와 정신을 형성하는 저1 기초 재료다. 육식을 하는 동물이 포악한 데 비해 초식을 하는 동물의 성질이 온순한 것은 섭취하는 음식물의 질이 다른 데 크게 기인한다고 본다.

자연식이란 인체의 자연치유력을 강화시켜 주는 식사법으로 정의한다. 결국 자연 식품이란 현미나 콩과 같이 우리가 상식(常食)해도 아무 해가 없으면서 피를 맑게 하는 식품이라 할 것이다.

ᐰᐰ 씨눈(배아)이 있는 음식을 섭취한다.

모든 생물은 나름의 방법으로 종족을 보존해 간다. 인간의 경우 우리가 주식으로 하는 곡물의 '씨'에는 수많은 정보가 들어 있어 새로운 생명을 형성해 나간다.

따라서 건강에 좋은 식사법이란 다름 아닌 생명의 기(氣)가 살아있는 '씨눈(배아)'이 있는 음식을 생으로 섭취하는 것이라 할 것이다.

수박 등 과일의 경우에도 그 씨를 함께 섭취하는 것이 좋다.

한데 우리가 흔히 먹는 보통의 밥은 모두 씨눈이 제거되어 생명을 잃어버린 백미로 지은 것이다. 영양분이 손실된 것은 물론이고 생명의 기가 파괴된 것이라 하지 않을 수 없다.

공해시대의 현대인들에게는 몸의 자연치유력을 회복하고 강화해주는 '생명이 있는 음식'이 필수적이라고 할 수 있다.

씨눈이 살아있는 현미, 통밀, 통보리, 콩, 기타 잡곡류의 섭취는 자연식의 제1원칙이다.

:: 엽록소의 섭취가 필수적이다.

엽록소란 식물의 녹색 부분으로써 식물이 뿌리에서 빨아들인 물과 공기 중의 이산화탄소 및 태양에너지를 받아들여 탄수화물을 만들어 낸다는 것은 잘 알려진 사실이다.

즉, 엽록소는 씨눈에 버금가는 생명 물질로써 세포의 생명 활동을 강화하는 주요한 식품이다.

이 엽록소는 음성인 잎 채소류를 통해 섭취되나 잎 채소류만을 지나치게 섭취할 경우 오히려 몸을 냉하게 하여 해로울 수 있으므로, 양성인 뿌리 채소류와 상호 보완하여야 한다.

:: 섬유질이 풍부한 음식을 섭취한다.

씨눈과 엽록소가 많은 식품이 섬유질도 풍부하다. 섬유질이란 야채에 들어있는 실 모양의 가느다란 성분으로 식물을 조직하는 요소 중의 하나다. 하지만 섬유질은 야채에만 있는 것이 아니다.

현미, 통밀, 통보리, 옥수수, 고구마, 감자를 비롯한 기타 곡식의 겉껍질은 실모양은 아니지만 하나의 섬유질 덩어리고, 미역은 찐득찐득한 성질을 띤 일종의 특수 섬유질을 가지고 있다.

현대 영양학에서는 한때 이러한 섬유질 성분을 전혀 불필요한 부분으로 인정하고, 식품에 포함된 섬유질 성분을 제거함으로써 영양소의 소화 흡수를 촉진하는 방안이 연구되기도 하였다.

그러던 중, 날로 늘어가는 성인병과 청소년 비행을 우려한 미국 상원에서 전 세계 각 분야의 권위자 300여 명을 연구위원으로 한 '영양·의료 문제 특별위원회'(1975~1977년)를 구성하여, 19세기 말 이래 세계 각국 사람들의 식품과 질병 문제를 사적(史的)으로 추적·조사하게 하였다.

그 결과, 당시 아시아와 아프리카 원주민들은 성인병이라는 것을 몰랐고 그 이유는 그들이 끼니로 먹는 통밀빵 등 섬유질이 풍부한 음식에 있는 것으로 나타났다.

이에 따라 당뇨병 등의 성인병을 예방하기 위해서는 지방질 음식, 즉 고칼로리 음식의 섭취를 줄이고 섬유질 위주의 저칼로리 식사를 해야 한다는 결론이 내려졌다.[*]

이 사실은 여러 가지 이유로 세상에 공표되지 못했지만 이 연구 결과가 전 세계적으로 섬유질에 대한 인식과 평가를 새롭게 한 계기로 작용한 것은 분명하다고 본다.

섬유질은 그 자체가 소화되는 물질이 아니라 다른 물질을 자기 몸에 흡착시키는 기능이 강한 비영양 물질이다. 따라서 소장으로 넘어온 섬유질은 영양분을 자기 몸으로 흡착하여 그것이 소장벽에 서서히 흡수되도록 한 다음 간장으로 부드럽게 넘겨주는 역할을 한다.

그러나 씨눈을 없애버린 백미 등 섬유질이 없는 식품을 많이 먹으면 영양분을 흡착하는 섬유질의 부족으로, 소장벽에서의 흡수가 급속히 진행되고 영양분이 간장으로 한꺼번에 몰려들게 된다.

모여든 영양분이 60조나 되는 세포에 흡수되기 위해서는 췌장에서 분비되는 인슐린의 안내가 있어야 한다. 그러나 췌장이 한번에 많은 양의 인슐린을 분비하다 보면 지친 끝에 인슐린 분비를 제대로 할 수 없게 된다.

결국 세포 속에 흡수되지 못한 당은 그대로 피 속에 쌓이게 되고, 인체는 혈당의 항상성을 유지하기 위해 궁여지책으

---

[*] 미국 상원 영양문제특별위원회, 원대진 편역, 《잘못된 식생활이 성인병을 만든다》

로 포도당의 일부를 소변으로 내보내게 된다. 이것이 그 유명한 인슐린 의존형 당뇨병(과식 · 비만형 당뇨병)이다.

물론 오늘날 성인 당뇨병의 대부분은 만성적인 운동 부족과 체내에 누적된 독으로 인한 세포의 쇠퇴, 즉 세포내 인슐린 수용기가 고장 나게 됨에 따라 인슐린이 정상 분비되어도 당이 세포내에 제대로 흡수되지 못하는 '인슐린 비의존형 당뇨병'이다.

하지만 이 경우에도 체독(體毒)의 배출작용을 강화시키는 섬유질 위주의 식사를 하지 않은 데 큰 원인이 있는 것이다.

따라서 당뇨병에는 섬유질이 풍부한 현맥, 현미, 콩 및 각종 야채 등이 매우 좋은 식품이 된다.

그러나 실제로는 당뇨병을 앓고 있는 사람이 보리밥이 왜 좋은지 그 이유도 모른 채 씨눈을 없애버린 흰 보리밥을 좋아라 먹고 있는 모습을 종종 보게 되는데, 참으로 안타까운 일이 아닐 수 없다.

섬유질은 특히 대장의 수분 재흡수 요구를 적절히 조절하여 배설물의 수분을 일정한 수준으로 유지시킬 수 있다. 하지만 섬유질이 없는 육식을 많이 할 경우에는 배설물의 수분을 대장에 거의 빼앗기게 되어 변이 딱딱해지면서 변비가 되기 십상이다.

섬유식을 하게 되면 '숙변'이 생길 가능성이 그만큼 줄어들게 되기 때문에, 결과적으로 건강에 있어 가장 중요한 기틀을 마련하는 셈이다.

세계 장수촌에 사는 사람들이 먹는 음식은 하나같이 섬유질이 풍부한 자연 식품이라는 사실을 기억할 필요가 있다.

:: 제철 식품을 통째로 먹는다.

계절의 변화에 따라 천지의 기운도 변하고 야채 같은 식물성 식품뿐만 아니라 생선 등의 동물성 식품도 그 질에 차이를 보인다는 것을 우리는 알고 있다.

각종 생물은 이 같은 자연의 운행 질서에 가장 적합한 생명 활동을 하여 자연에 순응해 나아가는 것이다.

따라서 제철에 나는 식품이야말로 가장 자연의 리듬에 맞는 것이며 우리 몸에도 유익하다 할 것이다. 이런 점에서 겨울에는 특히 해조류를 많이 섭취하는 것이 좋다.

또한 하나의 생물은 그 자체 내에 생명 활동에 필요한 모든 부분을 균형 있게 갖추고 있다. 결국 가장 이상적이고 가장 유익한 식사법은 하나의 생물을 통째로 먹는 것이라고 할 수 있다.

즉, 식물의 경우에는 잎과 뿌리 전부를, 동물의 경우에도 머리와 꼬리 부분까지 모조리 섭취하는 완전식이 건강에 유익하다는 것이다.

자연식의 걸림돌

못 먹어서 병든 사람보다
잘 먹어 병난 사람이 많다.

∷ 현대 영양학의 공 · 과(功過)

사람이 하루 24시간을 사는 데 필요한 열량은 얼마일까? 현대영양학에서는 보통 사람의 경우는 1일 2,400cal를 필요로 하고, 육체노동자나 운동선수와 같이 육체적 활동이 많은 사람의 경우는 2,700~3,000cal의 열량을 섭취해야 한다는 것이 정설이다.

이러한 고칼로리 위주의 현대 영양학이 사람들의 평균키와 몸무게 같은 기본 체위의 향상을 가져온 것은 틀림없는 사실이다.

하지만 당뇨병이나 암 등 각종 성인병에 걸리는 어린이가 속출하고 있는 현실 속에서, 과연 건강을 위한 올바른 식(食)문화 형성에 얼마나 기여하고 있는가에 대해서는 많은 의문이

제기되고 있는 실정이다.[*]

영양학 역시 다른 학문과 마찬가지로 오랜 세월에 걸쳐 꾸준히 발전되어 왔다. 하루 2,400~2,700cal의 열량 섭취가 필요하다는 기초 연구로 영양학의 틀을 마련한 독일에서는 이 이론에 따라 많은 사람들이 육류의 소비량을 늘리게 되었다고 한다.

그런데 시간이 지남에 따라 육류 섭취를 늘린 많은 사람들에게 찾아온 것은 비만과 발가락에서부터 시작되는 통풍의 고통이었다.

이러한 현상을 어떻게 해석할 것인가?

당시 독일에서 이루어진 기초 연구의 조사 대상자는 건강한 광산 노동자, 즉 광부들이었다. 한데 문제는 조사가 시차(time-lag)를 두고 이루어진 것이 아니고, 조사 당시의 건강 상태만을 기준으로 하였다는 데 있었다.

즉, 어떤 사람이 표면상으로는 현재 건강한 것처럼 보여도 속에서는 저항력이 떨어지면서 병을 진행시키고 있을 수 있다는 사실을 간과하였다는 비판을 피할 수 없는 것이다.

이러한 많은 문제점을 내포한 채 형성된 현대 영양학의 1일 2,400~2,700cal설이 지금까지 정설로서 받아들여지고 있

---

* 와다나베 쇼(渡邊正), 강호걸 역, 《기적의 니시 건강법》, 태웅출판사
  김동극, 《단식건강법》, 둥지

는 데는 낙농업자를 포함한 여러 이해 당사자들과의 현실적인 문제가 얽혀있는 것도 한몫 하리라 본다.

한편 러시아의 코카서스 지방이나 남미의 빌카밤바 지역, 인도와 파키스탄 접경 지역의 훈자 마을 같은 세계의 장수촌 주민들은 야채와 과일, 그리고 정제되지 않은 곡물 등 섬유질 위주의 저칼로리식(1,400cal)을 하고 있는 것으로 알려져 있으나 어느 누구보다도 건강하게 오래오래 살고 있는 것이다.

따라서 환자에게 "영양 보충이 필요하니 고기 등 고단백, 고칼로리 식품을 많이 섭취하시오"라는 말은 자칫 환자의 저항력(자연치유력)을 치명적으로 떨어뜨리는 무서운 결과를 초래할 수도 있다는 것을 강조하고 싶다.

∷ 육식의 폐해와 대책

육류는 몸을 구성하는 핵심 성분인 단백질의 주 공급원이지만, 육식 위주의 식생활은 필연적으로 인체 내 단백질과 지방질의 과잉상태를 초래하게 된다.

이때 남아도는 단백질은 체세포를 형성하는 대신 칼로리를 내게 되는데, 이 과정에서 산성 물질인 요산과 암모니아라는 독소가 다량으로 배출되어 피를 탁하게 만들고 만병의 근원으로 작용하게 된다.

또한 과잉 지방질은 피 속의 지방 성분을 높여 고지혈증(高

脂血症)을 유발하고 통풍의 주요 원인이 되는 등 성인병을 부르기 쉽다.

특히 요산과 암모니아라는 산성 물질을 중화시키기 위하여 알칼리 성분인 뼈 속의 칼슘(Ca)이 다량 빠져나와 소모됨에 따라, 몸은 뚱뚱하나 뼈는 약한 골다공증 혹은 골연화증의 큰 원인이 된다는 것은 널리 알려진 사실이다.

무공해 시대의 육식을 전제한다 해도 앞서 지적한 문제들이 제기될 수 있다. 하물며 오늘날 같은 공해 시대의 육식은 질적인 측면에서 전혀 차원이 다른 또 하나의 문제를 던져주고 있다.

이는 오늘날의 짐승이 갖는 특수성 때문이다.

첫째, 인공합성 여성 호르몬인 성장촉진 호르몬제가 다량 함유된 사료를 먹기 때문에 성장은 빠르지만 수명이 단축되고 있다. 결국 이를 섭취하는 사람 모두에게 독이 되며, 특히 남자의 경우 여자같이 유방이 커지는 한편 성기능이 위축된다.

둘째, 운동이 부족한 환경에서 수많은 항생제를 주입받으며 자란다.

셋째, 병들어 죽은 짐승(특히 젖소)의 무덤이 따지고 보면 사람의 위장이 되고 있다는 점이다.

넷째, 짐승을 잡은 후 고기의 질과 색깔이 변질되는 것을 막기 위해 방부제와 착색제(아질산나트륨)를 뿌리게 되는데, 이것이 고기의 단백질과 결합하여 ‘니트로사민’ 이라는 발암 물질을 생성한다.

다섯째, 고기를 구워먹을 때 발암 물질인 벤조피렌이 다량 발생하는데, 심지어 1kg의 숯불고기에서 600개비의 담배를 피울 때와 맞먹는 벤조피렌이 나온다는 것이다.

이와 같이 육식의 폐해가 지적되고 있으나 성장기 때 골격을 크게 하는 등의 장점뿐만 아니라 일상의 생활에서 육식을 완전히 멀리한다는 것은 현실적으로 불가능한 것이 사실이다.

따라서 평소에 육식 위주의 식사는 당연히 피하여야 할 것이나, 부득이 육식을 할 경우 그 폐해를 줄이는 식사법이 필요하다.

즉 마늘·파 등의 생야채와 식초·된장 등의 천연 해독제와 함께 즐거운 마음으로 맛있게 먹는 것이다.

특히 무엇보다 중요한 것은 고기를 먹을 때는 반드시 뜨거운 차나 뜨거운 물을 함께 먹도록 한다는 것이다. 고기를 먹은 후 찬물을 마시거나 냉면을 먹는 습관은 뱃속에서 기름을 굳혀 저장하는 것과 다를 바 없다.

∷ 콜레스테롤

콜레스테롤의 정체

콜레스테롤이란 동물의 내장, 혈액, 신경조직 등에 들어있는 지방과 비슷한 물질로 식물에는 없는 것이다.

밝혀진 바에 따르면 세포막, 성 호르몬, 담즙산, 비타민 D 등을 합성하는 생체 내 필수성분으로써 어떤 환경에도 각 기관과 조직이 필요로 하는 양의 적정선(즉 150~230mg/dl)이 유지되어야 하는 것으로 밝혀져 있다.

한편 콜레스테롤 중에는 LDL(저밀도 지단백질) 콜레스테롤과 HDL(고밀도 지단백질) 콜레스테롤이 있는데, 이중 LDL 콜레스테롤은 혈관에 콜레스테롤을 축적시키는 작용을 한다.

그리고 HDL 콜레스테롤은 혈관에 들어있는 콜레스테롤을 간으로 보내 청소시키는 작용을 하여, 일반적으로 '좋은' 콜레스테롤이라 불리고 있다.

이 HDL 콜레스테롤의 양은 보통 40~65mg/dl로 알려져 있다. 운동을 규칙적으로 하거나 마음이 편안할 때 LDL 콜레스테롤의 수치는 낮아지고, 이 HDL 콜레스테롤의 수치는 높아진다.

콜레스테롤의 합성

콜레스테롤은 생체내에 반드시 있어야 할 필수성분이기 때문에 대사 기능을 가지고 있는 모든 동물 조직은 콜레스테롤을 합성할 수 있으나, 합성 능력은 조직에 따라 다르고 같은 조직에서도 그것이 처한 환경에 따라 크게 달라진다고 한다.

특히 사람의 경우에는 간장과 소장이 가장 중요한 합성 부위로 알려져 있다. 실제로 완전한 채식주의자도 정상치의 콜레스테롤을 함유하고 있다.

따라서 외부에서 콜레스테롤을 많이 섭취하면 간장과 소장의 합성 능력은 억제되고, 콜레스테롤을 전혀 섭취하지 않거나 줄이게 되면 간장과 소장의 콜레스테롤 합성 작용이 촉진되어 일정량의 콜레스테롤이 유지된다.*

그러나 콜레스테롤의 흡수가 지나치면 체내 합성의 억제와 관계 없이 혈중 콜레스테롤이 과잉되기 쉽기 때문에 피가 탁해 지면서 순환 속도가 떨어져 결국 병을 부르게 된다.

콜레스테롤의 흡수

소장 내에 들어오게 된 콜레스테롤은 여러 가지 요인에 의해 그 흡수율이 달라지는 것으로 나타나 있다.

이를테면 과도한 스트레스나 동물성 지방의 섭취는 콜레스테롤의 흡수를 촉진하고, 섬유질 식품과 콩 등에 다량 함유되어 있는 식물 스테롤의 섭취는 콜레스테롤의 흡수를 방해하는 것으로 알려져 있다.

그 밖에도 콜레스테롤의 흡수를 방해하면서 체내 콜레스테롤을 제거·배출하는 작용을 하는 것으로 비타민 E(토코페롤), 비타민 F, 렉시틴 등의 성분이 있다. 이들은 현미, 콩을 비롯해서 호두, 호박씨, 잣, 땅콩 등의 견과류에 많이 들어있다.

등푸른 생선이나 미역 등에 많이 함유되어 있는 에이고사펜타엔산(EPA) 이나 타우린 같은 성분도 동일한 작용을 하는 것으로 밝혀져 있다.

잘 알고 있는 것처럼 혈중 콜레스테롤 수치가 높은 사람(보통 240mg/dl이상)은 혈액 순환이 저하되어 심장병이나 동맥경화 같은 각종 성인병에 걸릴 위험이 높다.

특히 한 연구에 의하면 혈중 콜레스테롤 수치가 떨어지면 혈관 내에 지방질이 쌓이는 현상이 정지되는 것은 물론, 기존의 지방질을 제거하는 효과, 즉 동맥경화 치료 효과까지 있다는 것이다.[*]

또 다른 연구에 의하면 콜레스테롤 수치가 낮은 사람(130mg/dl 이하)은 정상인에 비해 소화기암에 걸릴 확률이 2배이고, 간경화·위궤양·위염 등의 비감염성 소화기 질환에 걸릴 위험은 무려 5배였다는 것이다.[**]

---

[*] 스가노 미찌히로(菅野道廣)외, 이상영 역, 《콜레스테롤》, 신광출판사

이와 같은 연구 결과는 세포막 형성의 주요 성분인 콜케스테롤이 부족하게 되면 신경 세포와 위점막 세포의 재생 능력이 떨어지기 때문으로 설명되고 있다.

앞서 본 바와 같이 우리의 몸은 적정한 양의 콜레스테롤을 유지하려는 기능이 있어서 콜레스테롤의 합성과 흡수가 조절되고 있다. 그런데 이미 과잉 또는 과소가 되어 있다는 것은, 간장과 소장의 기능 저하가 뒤따를 수밖에 없음을 의미한다.

따라서 콜레스테롤이 과잉인 경우에는 콜레스테롤의 섭취를 줄이는 것이 당연한 순서이지만, 저콜레스테롤인 경우에도 육류 등 고콜레스테롤 식품을 많이 먹을 것이 아니라 오히려 생채식과 식물성 지방(견과류 등) 섭취와 운동 요법을 통해 간장과 소장의 체내합성 능력을 강화시키는 것이 바람직하다.

즉, 동물성 지방의 과잉 섭취는 혈중 콜레스테롤 문제뿐만 아니라 고지혈증이라는 또 다른 문제를 야기할 수 있다는 것을 간과해선 안 된다는 것이다.

서울 어린이들이 만 3세면 벌써 성인 수준의 혈중 콜레스테롤 수치를 나타내고 있다. 이는 성인들에게 문제되고 있는 고지방 식사가 이미 어린이에게도 문제가 된다는 것을 웅변하는 것이다.[***]

** 위스콘신대 의대와 남캘리포니아대 의대의 공동연구논문, 1993. 2. 24
　중앙일보

결론적으로 콜레스테롤 흡수에는 인체기관인 간장과 소장의 상태를 비롯한 여러 변수가 있으므로, 균형 있는 식생활을 실천하는 지혜가 더욱 요구된다고 하겠다.

*** 미네소타대 연구, 1993. 4. 3. 조선일보

자연 식품과 식생활

"너나 많이 먹고 너나 오래 살아라"
"유난 떠는 놈 먼저 죽는다"
이제 이러한 냉소적 건강관에서 벗어나야 할 때다.

∷ 곡물류

현미(玄米)

현미란 벼의 겉껍질만 벗겨서 씨눈이 그대로 남아 있는 살아 있는 쌀을 말한다. 이에 비해 백미는 씨눈 등 속껍질을 제거하여 밥 색깔이 보기 좋고 먹기도 부드럽지만 생명이 없어진 죽은 식품이라고 할 수 있다.

최근 들어 현미가 건강에 좋다는 인식이 어느 정도 자리 잡으면서 그 인구가 많이 늘어난 게 사실이다. 하지만 아직도 일부에서는 현미가 백미보다 농약 함유량이 많아서 건강에 해롭다는 논리를 펴는 이들이 있다.

그럴 때면 다른 어느 공해보다 '지식 공해(知識公害)'의 해로움을 실감하게 된다. 물론 오늘날 농약을 많이 사용하고 있는 농촌 현실을 생각하면, 백미보다 현미가 농약을 많이 품고 있으리라는 예상은 당연하다.

그러나 먹은 후 체내에서 작용하는 과정, 즉 독이 우리 몸에 흡수되는 문제는 전혀 별개의 차원임을 인식해야 한다.

현미의 씨눈에는 생명을 잉태하는 수많은 정보와 영양소가 들어있을 뿐만 아니라 섬유질과 배독(排毒)작용이 강한 휘친산(fit acid)이라는 성분이 많이 함유되어 있어 농약의 독은 말할 것도 없고 체내의 다른 독소까지도 몸 밖으로 배출시킨다.

현미가 '음식 중의 음식이요, 약 중의 약'으로 자리하게 되는 이유가 여기에 있다.

반면 씨눈이 제거된 백미는 살아있는 생명 물질과 섬유질이 대부분 없어져 버렸기 때문에 독을 배출할 수 있는 기능 또한 소멸된 셈이다. 그 결과 현미보다 농약의 함유량은 적으면서도 체내 잔류량은 더 많게 되는 것이다.

이러한 사실은 이미 많은 연구자들에 의해 검증되고 발표된 것이다. 또한 백미를 먹다가 현미로 바꿔 3개월 이상 먹어본 사람이라면 누구나 공감할 사실이기도 하다.

현미가 백미보다 각종 영양소가 많다는 것에 대해 반박할 사람은 없을 것이다. 실제로 씨눈에는 일반의 상상을 뛰어넘는 다양하고 중요한 성분, 즉 생명 물질이 다량 함유되어 있다는 것이 최근의 연구들에서 속속 밝혀지고 있다.

  '현미 예찬론자' 들은, 전통적으로 쌀이 주식인 동양인에게는 이 현미야말로 영원한 주식이 되어야 할 가장 귀중한 식품이며 그 사실을 깊이 인식하지 않고서는 현대 성인병에 대한 효율적인 예방과 치유가 어렵다고 주장한다. 이에 대해선 필자도 전적으로 동감한다.

  최근에는 무공해 유기농법으로 재배한 현미가 시중에 많이 나와 있으므로, 중환자의 경우에는 이를 구입해 상식(常食)하면 보다 큰 효과를 거둘 수 있을 것이다.

통보리(=현맥)

  도정하지 않은 통보리는 현미보다 더 많은 영양소와 섬우질을 함유하고 있는 것으로 밝혀져 있다. 특히 동양인의 체질에 가장 잘 맞는 최고의 자연 식품으로 꼽힌다.

  그러나 밥맛이 떨어진다는 단점 때문에 상대적으로 인기가 없는 것이 현실이다. 때문에 당뇨병 환자들 가운데서나 보리밥을 먹는 사람들을 볼 수 있는 게 고작이다.

  그런데 안타까운 일은 그것이 대부분 통보리로 지은 보리밥이 아니고 백미와 마찬가지로 도정하여 씨눈이 제거된 하얀 보리로 지은 것이라는 사실이다.

  섬유질이 제거된 보리로 지은 밥은 생명의 영양소가 거의 없는 것은 물론이고, 이미 당뇨병에 효험 있는 식이요법이 될 수도 없다.

  통보리는 현미, 콩 등과 적당량 섞어 현미잡곡밥으로 먹어도 좋지만 무엇보다 생가루로 만들어 생식하는 것이 제일 좋다.

특히 보리의 새싹은 비타민 C나 칼륨 등 인체가 요구하는 필수 성분을 많이 함유하고 있어서, 직접 재배하여(제2장의 「토양재배법」 편 참조) 상식하게 되면 건강(특히 당뇨병)에 매우 유익하다. 다만 맛이 좀 씁쓸하여 먹기가 쉽지 않으므로, 다른 야채와 함께 먹는 방법도 생각해 볼만하다.

통밀(=토종밀)

수입 밀에서 다량의 농약과 방부제가 검출되었다는 언론의 보도는 이제 더이상 놀라운 뉴스거리가 아니다. 수입 밀을 배에서 내려 보관 창고에 옮기는 사람이 방독면 차림이었다는 기사를 기억하고 있는 사람들도 많을 것이다.

자연식 연구가들은 이구동성으로 지금의 수입 밀가루(물론 도정하여 씨눈도 제거되어 있다)는 벌레조차 살 수 없는 '독 중의 독'이라고 주장하고 있다. 특히 건강하지 못한 사람은 절대로 수입 밀가루 음식을 가까이해서는 안 된다고 경고한다.

그러나 씨눈이 그대로 있는 통밀은 각종 영양소와 섬유질이 풍부한 매우 유익한 식품으로, 시중에 나와 있는 '밀배아'는 훌륭한 자연 식품이다.

통밀은 특히 염증 등의 각종 독을 흡착하는 작용이 강해서 옛날부터 곪은 상처에 통밀가루를 침으로 개어 붙이는 식으로 쓰여 왔다.

이러한 제독 작용이 있는 통밀은 오늘날 농약과 공해독에 노출되어 있는 각종 식품의 제독 물질로 훌륭하게 활용될 수 있다. 즉, 통밀가루 2~3 숟가락을 적당량의 생수에 푼 뒤 야채나 과일 등을 30분~1시간 정도 담가두면 농약이 효과적으로 제거된다.

또한 이 통밀가루를 푼 물은 기름기도 말끔히 제거하는 효과가 있어서, 설거지할 때 합성세제 대신 사용하면 인체에도 유익하고 수질 오염도 막아주는 일석이조의 효과를 거두게 된다.

세계 3대 장수촌의 하나인 인도와 파키스탄 접경 지역의 훈자(Hunza) 마을 사람들이 통밀가루를 화덕에 구워 만든 통밀떡(이를 '차파티'라 한다)을 주식으로 하고 있다는 것은 널리 알려진 사실이다.

콩(大豆)

'밭에서 나는 고기'로 잘 알려진 콩은 식물성 단백질의 으뜸으로 꼽히는 양질의 자연식품이다. 특히 메주콩과 검은콩은 단백질만 많은 것이 아니라, 비타민과 피의 성분인 철분, 뼈와 치아의 성분인 칼슘의 양도 풍부하여 그야말로 고영양, 고단백 식품인 것이다.

육류에서 섭취하는 단백질은 성장을 촉진시키는 효능은 탁월하지만 자칫하면 과잉되기 쉽고 이에 따라 피 속에 암고

니아, 요산, 지방질과 같은 독소가 많이 남게 되어 성인병에 걸릴 가능성이 높다.

이런 측면에서 콩을 통한 양질의 단백질 섭취는 더욱 큰 의미를 지니게 된다고 할 수 있다.

특히 콩에서 나오는 신선한 단백질과 지방질은 야채 및 어패류와 더불어, 오늘날 암과 함께 가장 치명적인 난치병으로 꼽히는 뇌출혈·뇌경색 등의 뇌졸중을 예방·치료하는 데 탁월한 효과가 있으며, 폐암 발생을 억제하는 기능이 강하다.

또한 콩에는 노화를 막아주고 머리를 좋게 하는 것으로 알려진 '핵산' 및 '렉시틴' 성분과 콜레스테롤의 소장 내 흡수를 방해하는 작용을 하는 식물 스테롤(plant sterol)이 있어 성인병 예방 및 치료에 빠질 수 없는 필수식품이다.

미 식품의약국(FDA)은 공식적으로 콩 단백질의 심장병 예방 효과를 인정하고 있다.

"콩 단백질은 핏속 총 콜레스테롤 수치와 나쁜 콜레스테롤 (LDL) 수치를 크게 낮춰 급성 심근경색 등의 가능성을 크게 낮추는 것으로 확인되었으므로 매일 25g 정도의 콩단백질이 필요하다"는 것이다.

또 다른 연구에 의하면 "콩을 많이 섭취하면 유방암과 골다공증, 전립선암 등 호르몬과 관계있는 질병 발생을 효과적으로 억제한다."고 하였다.

여기서 우리는 콩이 양질의 단백질을 제공해 준다는 단순

차원을 벗어나서, 매우 중요한 혈관 정화의 정보를 읽어낼 수 있다.

자연의학자들은 이구동성으로 콩, 특히 검은콩이나 메주콩을 하루에 두 움큼 정도는 먹기를 적극 권장하고 있다.

콩을 많이 먹기 위해서는 먼저 콩을 많이 섞은 잡곡밥(현미+콩+기타 잡곡류)을 기본으로 하여 두부, 콩나물, 된장 등을 상식해야 할 것이다. 우리 식탁에 곧잘 올라오는 콩나물은 한국 음식에서 빠질래야 빠질 수 없는 중요 식품이다.

콩 자체에는 비타민 C가 없으나 콩나물에는 다량의 비타민 C가 포함되어 있다. 그런 만큼 콩나물이야말로 양질의 단백질과 비타민 C를 고루 갖춘 이상적인 식품이라 할 만한다.

서울대 의대 노화연구소의 연구에 의하면 콩나물에는 알콜을 분해시키는 '아스파라긴산' 이 풍부하게 들어있어서 숙취에 큰 효과가 있다고 한다.[*]

이 아스파라긴산의 함유량은 같은 콩나물이라도 부위에 따라 달라서 뿌리에 제일 많고 그 다음으로는 몸통, 머리 순으로 들어있는 것으로 밝혀져 있다. 옛부터 해장국으로써 콩나물은 뿌리를 다듬지 말아야 한다고 했던 조상들의 혜안이 그저 놀라울 따름이다.

한편 콩에는 '사포닌' 이라는 성분이 함유되어 있는데 사

---

[*] 1994.11.1. 조선일보

포닌을 지나치게 섭취하면 우리 몸 안의 요오드가 많이 빠져 나가게 된다.

요오드는 갑상선을 구성하는 중요 성분이므로 콩제품을 많이 먹을 때는 반드시 요오드 부족을 보충하는 식품을 곁들여야 한다. 요오드를 가장 풍부하게 가지고 있는 식품은 누가 뭐래도 미역, 김, 다시마 같은 해조류이다.

따라서, 된장국을 끓일 때 미역을 넣으면 그야말로 금상첨화이다. 한마디로 두부나 된장 등 콩류 식품과 해조류는 찰떡 궁합이라 하겠다.

천연 양조 식초에 검은 생콩을 담가두면 소위 '식초-콩절임'이 된다. 1주일 정도면 바로 먹을 수 있으며, 식초와 콩 성분의 상승 효과를 볼 수 있는 매우 좋은 자연 식품이라 할 수 있다.

특히 콩 음료인 두유를 집에서 직접 만들어 수시로 먹으면 콩의 정기를 슬기롭게 섭취하는 지혜가 아닐 수 없다. 경우에 따라서는 아침 대용으로 활용할 수도 있다

【간단한 두유 만드는 법】

전날 저녁에 콩(검은콩이 제일 좋다)을 생수에 담가두어 불린 다음 아침에 살짝 삶아 믹서로 갈면 된다. 이때 깨, 현미, 기타 생 종자를 적당히 섞어 넣으면 더욱 질 좋은 두유가 된다.

그리고 먹을 때는 죽염 등 천연 소금을 소량 섞어 함께 먹

으면 더욱 좋다.

기타 잡곡류

현미, 통밀, 통보리, 콩이 대표적인 곡물이지만 이외 참깨, 들깨, 율무, 조, 수수 등도 각자 독특한 효능을 가지고 있다. 따라서 식사할 때 이들을 골고루 혼합하는 지혜가 필요한 것이다.

특히 깨는 정자 생성 3요소(비타민 A, E, 아연)의 하나인 아연(Zn)을 많이 함유하고 있는 곡물로 예로부터 장수·강정식품으로 알려져 있다. 꿀에 재어(들깨가 좋다) 먹는 등 다양한 방법으로 수시로 많이 먹기를 권고한다.

현미잡곡밥

현미를 7할로 하고 통보리·콩·조·수수·깨 등 잡곡류를 3할로 섞어 밥을 짓는 것을 기준으로 하되, 식구들의 입맛에 맞게 비율을 조정하여 자기 집만의 현미잡곡밥 노하우(Know-How)를 개발하는 것이 좋다.

단 현미는 생수에 충분히 불린 다음 압력밥솥에 지어야 밥이 잘되며, 찹쌀 현미를 적절히 사용하면 더욱 맛있게 된다.

곡식 중 통밀은 별도로 수제비, 국수, 빵 등을 만드는 재료로 활용하는 것이 좋다. 그리고 조는 환자의 미음용으로 오랜 옛날부터 사용해 왔으며, 병을 회복시키고 뇌기능을 강화시키는 작용이 강한 것으로 알려져 있다.

따라서 수험생이나 환자가 있는 집에서는 조를 섞은 현미 잡곡밥을 상식하는 것이 여러 모로 유익하리라 본다.

현미잡곡 생식

불로 익힘으로써 효소의 활동(30~40℃에서 가장 왕성하다)이 거의 정지된 밥에 비해 자연 상태인 곡식의 생가루는 영양가가 한결 풍부하다. 이러한 곡식의 생가루를 주식으로 할 경우 효소의 작용으로 인해 생장 촉진 기능이 더욱 활발할 것임은 당연하다.

실제로 "생명 있는 동물은 생명 있는 음식을 양식으로 해야 한다"는 자연식의 대원칙에서 보더라도 화식(火食)이 아닌 생식(生食)이 가장 이상적인 식사법이라 할 만하다.

생식 가루를 만드는 법은 아주 간단하다. 앞에서 소개한 주식, 즉 현미, 통보리, 콩, 기타 잡곡류를 적당량 배합한 후 분쇄기에 넣어 갈기만 하면 훌륭한 생가루 식품이 된다.

이때 콩은 갈기 전에 살짝 볶아서 비린내를 없애는 것이 좋다. 그리고 생식가루는 가능한 한 공기 중에 노출되지 않도록 한다.

이 생가루는 뒤에서 언급할 생야채 위주의 부식과 함께 생김에 싸서 먹어도 되고, 밥에 비벼 먹거나 보통 죽에 섞어 먹을 수도 있다.

분량은 한 끼에 반 공기 정도면 충분하고, 공복감을 없애려면 미역이나 쑥 등을 넣은 야채 된장국을 한 그릇 마시면 좋을 것이다.

특히 생식을 결심하고도 직장 생활 때문에 선뜻 시작하지 못하고 있는 사람이 있다면, 일단 담뱃갑보다 약간 작은 용기를 구입할 것을 권한다. 그리고 거기에 생식 가루를 넣고 다니면서 식사 때 나오는 백미밥에다 비벼먹으면 훌륭한 건강식이 된다.

혹 그것을 창피하게 여겨서 행동으로 옮기지 못한다면, 우리의 건강 문화에 뭔가 문제가 있는 것이 아닐까?

흔히 듣게 되는 "유난 떠는 놈 먼저 죽는다" "너나 많이 먹고 너나 오래 살아라"는 식의 말 따위는 그저 웃어넘길 수 있는 여유가 필요하다.

그렇게 말하던 사람들이 건강이 나빠져서 도움을 청하고, 결국 자신들이 비웃던 그 방법으로 건강을 회복하는 사례를 종종 지켜본 때문이다.

⠿ 아침 식사 문제

"아침은 왕처럼 먹고 저녁은 거지같이 먹는다."
"점심을 왕같이 먹는다."
"아침은 굶고 점심과 저녁 2식을 한다."
"아침과 점심 2식을 하고 저녁은 굶는다."

아침식사와 관련된 주요 쟁점들이다. 실제로도 이 문제에 대하여 매스컴이나 책을 통해 나름의 논리를 펴고 있는 사람들이 많지만 아직 의견이 분분한 상태다.

'아침은 왕같이' 1일 3식론

이 입장에 서 있는 사람들은, 인간의 두뇌 활동은 체온과 정비례 하는데 아침밥을 먹지 않으면 체온 상승이 원활하지 않아 두뇌 활동마저 지지부진하게 된다는 논리를 편다.

특히 학생 등 두뇌를 많이 쓰는 직종에서 일하는 사람들은 아침 식탁을 임금님의 수라상처럼 푸짐하게 차려서 단백질과 탄수화물을 충분히 섭취해야 한다는 것이다.

그런데 만약 아침을 굶게 되면 점심 때 과식을 하기 쉽고, 그 때문에 영양분의 불균형을 초래하여 결국 건강을 해치게 된다는 주장이다. 이 입장을 지지하는 사람들은 주로 현대 영양학자 및 의사들이며, 절대 다수의 사람들이 이에 따르고 있다.

아침 식사 폐지한 1일 2식론

아침 식사 폐지론을 펴는 사람들은, 오전 중에는 인체가 독을 배설하는 작용이 매우 활발하기 때문에 아침밥 대신 생수를 듬뿍 마심으로써 전날 쌓인 독을 씻어내어 피를 맑게 해야 한다고 주장한다. 이때 위도 충분한 휴식을 갖게 되어, 오히려 머리가 맑아지고 두뇌 활동도 더 활발해진다는 것이다.

즉, 이들은 단식의 근거 이론인 자가 융해 및 혈액의 역분화 이론을 토대로 하여, 아침 식사 폐지는 결과적으로 하루 중 아침 한끼를 단식하는 것과 같은 것으로 본다.

단 점심과 저녁은 반드시 현미 자연식을 할 것과, 최소한 오전 동안에는 생수를 수시로, 그리고 충분히 마셔야 함을 강조하고 있다.

저녁 식사 폐지한 1일 2식론

이 입장은 아침을 왕처럼 먹어야 할 이유를 전술한 바와 같이 본다. 다만 저녁은 위가 쉬어야 할 시간이므로 음식을 먹지 않는 것을 원칙으로 하고, 먹더라도 과일이나 과일즙 등으로 간단히 먹기를 권고한다.

즉, 해가 지면 우리 인체는 쉬어야 하고 특히 뇌의 휴식은 절대 필요한데 위나 장에 음식이 차 있으면 뇌가 맑지 못하다는 것을 논거로 하고 있다.

사실 1일 3식론은 차치하고, 1일 2식론자 중에서는 저녁 식사 폐지냐 아침 식사 폐지냐를 두고 서로 얼굴을 붉히면서 자기의 논리를 주장하는 경우도 있다. 물론 각자의 입장으로 건강하게 장수하는 이들을 당연히 정당성의 사례로 든다.

필자는 어머님을 치유할 때 저녁은 과일이나 과즙으로만 드시게 한 아침, 점심 1일 2식을 택하였다.

논리적으로 볼 때 저녁을 폐지한 1일 2식이 치병에 가장 효과적이라 생각한다. 따라서 환자의 경우 이 입장에서 식사를 조절하는 것이 바람직하다.

그러나 무조건 아침은 왕처럼 잘 먹어야 된다는 논리에는 결코 찬성치 않는다.

아침을 건너뛰느냐 혹은 왕처럼 먹느냐 하는 문제는 단순히 아침이기 때문에 먹고, 또 아침이니까 건너뛴다는 식으로 생각할 것이 아니라, 아침에 일어났을 때 본인의 상태 특히 위나 장의 상태에 따라 결정해야 할 문제라고 본다.

어제 과식을 했거나 그 밖의 여러 가지 요인으로 제대로 소화를 시키지도 않은 상태에서 – 그나마 입맛마저 없이 – 의무적으로 하는 아침 식사는 ‘건강을 해치는 지름길’이 된다는 것이다. 즉, 위와 장의 기능이 저하되고 독이 차게 되면 뇌의 활동이 그만큼 둔화하기 때문이다. 출구가 막힌 상태에서 입 안으로 무엇인가 계속 집어넣기만 한다면, 그것이 우리 몸에 쌓여 독이 될 도리밖에 더 있겠는가?

결론을 정리한다면, 아침은 먹을 수 있는 자격을 갖춘 사람, 즉 저녁을 가볍게 먹고 일찍 일어나 운동이나 노동을 한 사람만이 먹어야 하는 것이다.

세계 3대 장수촌의 하나인 코카서스 지방 사람들은 아침 식사를 거르는 일이 절대 없다고 한다. 사실 과식을 하지 않는 곡채식 위주의 식생활에, 노동을 통한 적절한 운동, 낙천적인 생활태도 등을 갖춘 이들이야말로 아침 먹을 자격을 갖춘 적 임자라 할 것이다.

따라서 평소에 과식하지 않고 새벽 운동을 즐기는 사람의 경우 알맞은 아침 식사는 건강을 지켜주고 생에 활력을 주게 될 것이 틀림없다. 그러나 저녁 늦게까지 과식하고 아침에 길어난 사람은 결코 아침 먹을 자격이 없다 할 것이다.

이런 경우 당연히 아침보다는 뜨거운 물을 열심히 마시면서 오전 내내 부지런히 복부 지압을 하거나 운동으로 뱃속에 쌓여있는 음식물을 우선 소화 해내는 것이 순서일 것이다.

사실 직장 생활을 하다보면 본의 아니게 저녁 늦게까지 술을 먹거나 과식을 해야 할 경우를 누구나 경험하게 된다. 이런 경우 그저 의무적으로 아침을 먹으려 하지 말고 미역국이나 명태국 또는 콩나물국 등을 먹도록 하고, 틈틈이 뜨거운 물이나 차를 부지런히 마시는 것이 훨씬 유익하다.

찬 물 마시기는 우선 목은 시원할지 몰라도 속을 더 차갑게 하여 갈증만 더 유발할 뿐이다.

:: 소금

일찍이 성경에서는 "빛과 소금 같은 존재가 되라"고 설파함으로써 소금의 중요성을 강조한 바 있지만, 오늘날 현대 의학과 영양학에서는 오히려 그에 대한 경계론이 널리 확산되어 있는 실정이다.

소금에 대한 견해도 연구자의 입장에 따라 판이하게 다르다. 다만 소금이 위액의 원료인 위염산을 만들고 적혈구의 주성분인 철분이 이 위염산에 의해서만 소화되는 점 등, 소금이 인체에 필수적인 물질이라는 데는 이견이 없다. 하지만 섭취량에 대해서는 전혀 상반된 주장을 펴고 있다.

무염식론(無鹽食論)

자연에서 얻는 음식물에는 생존에 알맞는 염분이 함유되어 있기 때문에, 굳이 별도로 소금을 섭취하지 않더라도 평소에 섭취하는 음식물을 통해 인체에 필요한 염분이 충당된다는 입장이다.

이런 입장에서 무염식 생활을 하며 건강하게 오래 산 사람을 꼽는다면, 90세 가까이 살았던 영국의 유명한 철학자 버트란트 러셀 경을 들 수 있다. 가까운 예를 우리나라에서 찾는다면, 1993년 11월에 81세로 입적한 성철(性澈) 큰스님이다.

소금 경계론

무염식까지는 아니지만 소금의 과잉 섭취는 고혈압 등의 치명적인 원인이 되므로 소금 섭취를 최소화해야 한다는 입장이다. 결국 음식을 '싱겁게' 먹어야 한다는 것으로, 현대 의학자들 대부분이 지지하고 있는 논리다.

이들은 소금 예찬론자들이 펴고 있는 천연 소금(자연소금)의 약리성 주장에 대해서 다음과 같이 반박한다.

"정제염이든 천연소금이든 그 주성분이 염화나트륨인 것만은 틀림없으므로 짠 음식을 계속 먹으면 고혈압이 되기 쉬우며 신장에도 과도한 부담을 주어 신장병을 일으키게 된다."

실제로 우리나라 사람들은 세계보건기구(WHO)가 정한 1일 표준 소금 섭취량의 4~7배나 되는 염분을 섭취하고 있다고 한다.

소금 예찬론

인간 생명의 근원이 바다와 밀접한 관련이 있는 것으로 보고, 오늘날 질병의 대부분은 인체의 염성(鹽性)이 부족하여 몸 안의 저항력이 떨어진 탓이라는 주장을 펴고 있는 입장이다.

특히 소금을 많이 먹는 것이 질병의 원인이 된다는 주장을 전혀 터무니없는 소리라고 일축하는 한편, 그 같은 경우의 소금은 나쁜 소금, 즉 정제염과 화학 조미료 등을 가리키는 것으로 보고 있다.

따라서 세계보건기구나 많은 의학자들이 수치로 제시하는 적정 염분의 양은 천연의 약성과 생명의 기운이 제거된 '정제된 소금', 즉 화학염을 기준으로 한 것이므로 전혀 설득력이 없다는 것이다.

이들은 나아가 그 정제염은 99.9%가 염화나트륨으로 된 독약이므로 아무리 적은 양이라도 절대로 먹어서는 안 된다고 경고하고 있다.

또한 음식 맛을 돋우기 위해 개발된 조미료도 화학적으로 제조된 특수 정제염으로, 그 해독이 정제염 이상이라고 얘기한다.

반면 양질의 천연 소금에는 염화나트륨 외에 염화칼륨, 염화마그네슘 등의 필수 물질이 함유되어 있기 때문에, 이들 성분의 상승 작용으로 오히려 몸에 유익한 보약이 된다는 것이다.

그리고 천연 소금이 과잉 섭취되었다 하더라도, 이는 운동을 통해 땀으로 빠져 나가는 한편 물을 섭취하려는 욕구를 일으켜서 결국은 오줌을 통해 몸 밖으로 배출되므로 문제될 것이 없다고 덧붙인다.

이들은 또한 인간의 체액은 0.9%가 염분이므로 농도가 3.5%인 바닷물을 4배 희석시킨 것에 해당된다고 보며, 병원에 입원하면 으레 맞게 되는 링거액이 바로 체액에 맞게 조정된 0.9%의 소금물임을 지적하고 있다.

천연 소금이 아닌 정제염을 기준으로 하여 볼 때, 이른바 '짜게 먹는다'는 것은 분명 건강의 적신호로 연결될 것이 틀림없다.

그러나 독을 제거한 천연 소금이나, 천연 소금을 발효시켜 자체의 독이 소멸된 된장이나 간장을 통해 염분을 충분히 흡수하는 것은 오히려 건강에 유익하다.

이는 직접 체험한 사람들이 이구동성으로 확인해 주고 있는 사실이기도 하다.

중요한 문제는 소금을 많이 먹느냐 적게 먹느냐 하는 문제가 아니라, 어떤 소금을 섭취하느냐의 문제, 즉 맛있게 정제한 흰소금이냐 천연 상태의 자연 소금이냐 또는 발효된 된장 등을 섭취하느냐 하는 소금의 선택 문제인 것이다.

양질의 천연 소금을 먹고 적당한 운동으로 땀을 흘리며 상온의 좋은 생수나 뜨거운 물을 듬뿍 마시는 것을 일상화한 사람들로서는 소금 경계론이 얼마나 미시적인 관점의 견해인가를 절감하게 된다.

그러나 천연 소금 만능론에 빠져드는 것 또한 경계해야 할 것이다. 소금의 실체는 어디까지나 균형 있는 식사와 땀흘리는 바른 운동을 실천하는 생활 습관 테두리 내에서 검토되어야 할 문제라고 본다.

한편 무염식론자들이 말하는 것처럼, 자연에서 얻는 식품에는 일정량의 염분이 함유되어 있는 것이 사실이다.

하지만 이 경우에도 생식(生食)을 해야지, 열을 가하여 즈

리한 경우에는 천연 상태의 염분이 대부분 파괴(1/5 정도만 존재한다고 한다)되는 것으로 알려져 있다.

따라서 보통 사람들은 말할 것도 없고 생식을 하는 사람이라 하더라도 무염식을 고수하다 보면, 인체의 염성 부족으로 인해 저항력이 약화될 위험이 있다.

올바른 소금을 올바르게 먹기 위한 간단한 방법을 소개한다. 우선 자연염(김장 담글 때 사용하는 굵은 소금)을 구입하여 프라이팬에서 한 번 볶아낸다.

그렇게 하면 바닷물 오염 등으로 인한 자체의 독성이 제거되기 때문이다. 그 다음 가루를 내어 사용하면 된다. 이때 참깨와 혼합하여 소위 '깨소금'을 만들어 사용하면 더욱 좋다.

그리고 음식 맛을 돋울 때도 인공 조미료 대신 다시마나 멸치 같은 자연 조미료를 활용하는 것이 건강에 훨씬 유익하다. 요즘 들어 인공 조미료를 아예 쓰지 않는 가정이 늘어나고 있는 현상은 매우 반가운 일이다.

참고로 덧붙이면, 최근에는 간수 등 바닷물의 독성을 제거시킨 양질의 천연 소금을 대나무 속에 넣어 9번 구워서 만들었다는 죽염(竹鹽)은 값은 비싸지만 효과가 탁월한 만큼 약용으로 사용하고, 보통 때는 1번 구워서 시판하는 소금을 사용하는 것이 좋을 것이다.

∷ 된장

된장은 콩을 발효하여 만든 우리나라의 전통 건강식품으로, 우리의 식탁에서 가장 친숙한 지위를 차지하고 있다고 해도 지나친 말이 아닐 것이다.

반면 된장 및 간장의 효능에 대해서 부정적으로 평가하는 학자들도 없지 않다. 하지만 수천 년의 경험과 다양한 연구결과를 보더라도, 된장은 맛이 뛰어나면서도 항암(抗癌) 작용과 제독 효과가 탁월한 민속 식품임을 알 수 있다.

특히 된장에는 100g당 약 1,000억 마리의 유익한 효소가 있으며, 이 효소가 체내의 독소를 제거하는 '강력한 청소부' 역할을 한다.[*]

효소는 30~40°C의 온도에서 가장 활동이 왕성하므로, 끓인 된장보다 날된장의 제독 효과가 더 크다고 할 수 있다.

한마디로 된장은 콩과 소금의 유익한 성분이 이상적으로 배합된 훌륭한 건강식품이다.

최근 일부에서는 일본 된장과 간장에, 심지어 김치까지 수입해서 먹는 사람들이 늘어나고 있다고 한다. 물론 일본인도 우리나라 사람 못지않게 된장을 많이 먹는 민족이므로 그들이 먹는 된장의 성분이 우리 것보다 좋을 수도 있고 맛도 있을 수 있다.

그러나 일본의 상류층에서는 우리나라 된장이 약성(藥性)

---

[*] 부산대 박건영 교수팀 연구, 1990. 3. 20. 조선일보

이 풍부하다 하여 수입해 먹고 있는 사실을 알고 있는지 궁금하다.

우리나라의 전통 된장이 약성은 탁월하다 해도, 보통의 경우 간장을 한번 걸러낸 것이기 때문에 상대적으로 효과가 감소된 면이 있다.

이때 청국장이나 기타 자연 식품을 혼합하여 사용하면 효과가 상승된 질 좋은 영양 된장이 될 수 있다.

【종합 영양된장 만들기】

된장+청국장+볶은 콩가루+깨+멸치가루+구운 김가루+다시마·미역 등 해조류 가루+마늘 다진 것 또는 강판에 간 것+고추장+기타 잣·땅콩 등 견과류 가루+물엿(기호에 따라 넣거나 뺄 것)+양조 식초

이 종합 된장은 한마디로 우리 몸에 유익한 여러 성분을 된장이라는 기초식품을 통해 한꺼번에 섭취할 수 있게 한 제도적 장치라 할 만하다.

마지막에는 반드시 양조 식초(빙초산은 절대 안됨)로 개어야 된장이 상하지 않고 맛을 유지한다.

된장의 맛은 위에 적힌 식품의 혼합 비율에 따라 천차만별이 될 수 있다. 자신의 기호에 맞는 영양 된장을 만들어 된장국도 끓여 먹고, 날된장에 생야채 등을 찍어 먹어보면 그 이상 좋은 자연식품이 없음을 알게 될 것이다.

된장 복부 찜질법

된장을 뜨거운 물로 개어 복부를 찜질하는 된장 복부 찜질법은 인체의 주요 기관을 자극하여 혈행을 촉진시키며, 숙변 제거 및 복수흡착 작용이 있어 복부 팽만, 늑막염, 간질환 등에 효과가 있고 특히 대변과 소변의 배출을 원활하게 하는 등 제독 효과가 뛰어난 자연 요법이다.

- **준비물** : 된장, 큰수건, 대형거즈, 비닐, 뜨거운 물, 복대
- 먼저 작은 밥공기 하나 분량의 된장을 뜨거운 물로 적당히 갠 뒤 2~3겹으로 접은 거즈 위에 0.5~0.6cm두께로 고루 편다.
- 된장이 펴진 거즈를 배 부위에 넓게 붙이는데, 이때 거즈 쪽이 배에 닿도록 한다. 그리고 거즈 윗부분, 즉 된장이 펴져 있는 부위에는 뜨겁게 찐 수건 2~3장을 댄 위에, 다시 기름종이나 비닐을 댄 후 담요 등으로 된장이 식는 것을 방지한다.
- 복대를 매어 찜질하는 된장이 배에 꼭 붙도록 하는 게 좋다.
- 찜질 시간은 보통 3~4시간이 적당하며, 뜨거운 수건은 수시로 갈아주어 된장이 식지 않도록 한다.
- 찜질 횟수는 증상 정도에 맞춰 조절하는 것이 좋으며, 배꼽에 된장이 흘러들게 되면 매우 따가우므로 미리 반창고나 두꺼운 종이를 배꼽 부위에 대는 것이 좋다.

∷ 식초(천연 양조 식초)

일찍이 식초의 주성분인 초산과 구연산이 우리 몸의 신진대사 활동에 주도적인 역할을 한다는 연구 성과로 노벨 생리의학상이 3차례(1945년, 1953년, 1964년)나 수여된 바 있다.

그러나 식초의 효능에 대해서는 소금에 대한 입장만큼이나 상반된 견해를 보이고 있다.

식초 예찬론

이 입장에 의하면 식초는 천연 방부제인 동시에 콜레라균도 죽일 정도의 강력한 천연 살균제라는 것이다. 따라서 식초를 상식하면 몸 속의 부패균들을 대청소해 주기 때문에 대변 냄새조차 덜 고약해진다고 한다.

또한 식초는 침과 위액 분비를 촉진시켜 식욕과 소화를 돋우며, 지방을 중화시키고, 뭉쳐 있는 죽은 피를 풀어주는 등 신진대사를 촉진하는 작용이 탁월하여 노화 예방 효과도 있다는 것이다.

식초 경계론

식초의 주성분인 초산과 구연산이 신진대사 작용에 중요한 역할을 맡고 있는 것은 분명한 사실이나, 인공적으로 발효되어 만들어진 식초를 상식하면 오히려 사람의 신장과 간장을 크게 해친다는 논리다.

따라서 양조한 식초 대신 천연 상태의 신맛이 나는 과일, 즉 매실이나 레몬과 같은 구연산을 많이 함유한 자연 상태의 식품을 섭취하는 것이 훨씬 좋은 방법이라고 주장한다.

NEWSTART 건강운동 주창자들이 주로 이 입장에 서있다.

식초가 천연 방부제이자, 천연 살균제인 것만은 분명하다. 이는 음식이 쉽게 상하는 여름철에 식초를 친 밥은 며칠이 지나도 변질되지 않는다는 점이나, 식초를 탄 물에 채소류를 담가두면 잔류된 농약 성분이 효과적으로 제거된다는 사실에서 확인할 수 있다.

또한 육류 같은 기름기 있는 음식을 먹을 때나 라면을 비롯한 각종 인스턴트 식품을 먹을 때, 식초를 적절히 치면 음식의 질이 한결 부드러워지고 공해독도 상당 부분 제거되는 효과가 있다.

그러나 무엇이든 지나치면 부족함만 못한 것과 같이 식초가 아무리 좋다고 해도 과용은 삼가면서 효과를 높이는 다른 자연 식품과 함께 섭취하는 것이 좋으리라 본다.

콩이나 마늘, 양파 등을 식초에 절여서 만드는 '콩 식초절임'이나 '마늘 식초절임(마늘 장아찌)' '양파 식초절임'이 식초를 이용한 대표적 식품이라 할 수 있다.

그러나 평소 식습관으로 볼 때 양조한 식초를 바로 먹는 것보다는, 신맛이 나는 과일(매실, 레몬 등)을 많이 섭취하는 것이 훨씬 자연에 순응하는 좋은 방법이라고 생각된다.

:: 야채류

야채류의 신비에 대해서는 이미 제2장 「생야채 녹즙 요법」편에서 언급하였다. 여기서는 대표적인 몇 가지 야채류에 대해 살펴본다.

마늘

마늘은 쑥과 함께 단군 신화에도 등장하는 신령스러운 민속 식품이다. 보통 논에서 재배된 것보다 밭에서 재배된 것, 즉 밭마늘을 상품(上品)으로 친다.

최근 발표되는 마늘의 효능을 종합해 보면 마치 만병통치약 같다.

항암 작용에서부터 폐결핵 특효, 스태미너 강화, 정력 증강, 동맥경화 및 뇌졸중 예방, 백혈구 수 증가, 기생충 및 무좀 퇴치, 위장병 치료, 간기능 강화, 수은 중독 방지 등 참으로 광범위한 작용을 하는 것으로 나타난다.

생마늘을 강판에 갈아서 식후에 먹는다.

불로 익힌 식품보다 '생' 식품이 효소나 영양소가 파괴되지 않아서 약성이 월등하다. 특히 마늘의 경우 생마늘과 익힌 마늘은 그 효능이 천양지차라 할 만하다.

왜냐하면 마늘의 약성은 냄새나는 성분과 밀접한 관련이 있는데 열이 가해지면 그 성분이 파괴되면서 냄새 또한 대부분 제거되기 때문이다.

따라서 마늘은 생으로 먹는 것이 가장 유익하며, 그것도 그냥 씹어 먹는 것보다는 강판에 최대한 곱게 갈아서 식후에 1~2쪽 분량을 상온의 생수와 함께 먹는 것이 좋다. 이때 물이 부족하거나 마늘의 양이 조금만 많아도 속이 몹시 쓰리게 되는데, 이 경우에는 즉시 밥이나 빵을 삼키거나 물을 마시면 고통이 사라진다. 추후에는 마늘과 물의 양을 조절하면 될 것이다.

이렇게 먹을 경우 하루, 세 끼를 다 먹는다고 해도 3~5쪽(한톨에 보통 5~6쪽 된다) 정도밖에 되지 않으므로 그렇게 많은 양은 아니나 그 효과는 거의 절대적이다

다만 마늘 냄새를 처리하는 일이 성가신 문제로 남게 된다.약국에서 파는 '오블라이트'로 싸서 통째로 삼키거나 김을 1~2장 먹은 후 식초로 양치질하고 나서 계피차를 마시면 냄새가 어느 정도 제거된다. 정 고민되는 사람은 저녁때만이라도 먹기를 권한다.

필자는 갈아서 먹는 생마늘의 위력을 자연식에 대한 기초 지식이 거의 없던 시절에 이미 체험한 바 있다. 80년대 초, 경북 고령에 있는 청룡사란 절에서 공부하고 있을 때였다.

당시 같이 공부하고 있던 이들 중 2명이 식사 후 방안에 누워서 '꺼억 꺼억' 하는 괴성을 지르는 것을 목격하게 되었다. 그 이유를 물어보니 소화가 되지 않아 트림하는 소리라는 것이다.

마침 우연히 전래 민간요법의 하나인 마늘 이용법을 공부하고 있을 때, 앞서 소개한 강판에 마늘을 갈아먹는 요법을 권고하였다.

그 결과 놀랍게도 두 사람 모두 불과 3~4일 만에 괴성이 멈춰지면서 오랫동안 괴롭혀 오던 소화불량이 치유되었다. 그중 한 사람이 이 마늘 요법을 평생 가까이하겠다고 다짐까지 하던 모습이 아직 선하다.

그 후 그들이 다른 사람에게도 마늘 요법을 전해 주고 전해 받은 그 사람이 몇 년 후 묘하게도 다시 필자에게 전해와서 같이 웃은 적이 있다.

거듭 말하지만 마늘의 효능은 탁월하며 특히 위장과 관련된 병에는 이 생마늘 요법보다 나은 게 없다.

마늘이야말로 지상 제일의 소화제라는 사실을 오랜 경험으로 확인했기 때문이다.

또한 생마늘에는 정자 형성의 주요 영양소인 아연이 많이 함유되어 있다. 마늘이 정력에 좋은 이유 중의 하나이다.

단 생마늘을 갈아서 먹을 때, 껍질을 벗긴 후 빨리(3~5분이내) 먹는 것이 좋다.

마늘의 영기(靈氣)는 공기와의 접촉 시간이 길수록 감소된다는 것을 언제나 염두에 둘 필요가 있다.

따라서 마늘을 굽거나 삶아서 먹는 경우엔 양념으로는 몰라도 약성면에서 보면 현저하게 상실된 것이다. 이는 최근 연구결과에서도 많이 발표되고 있는 사실이다.

마늘의 독한 냄새가 제거된 마늘장아찌는 이상적인 보혈

강장·강정제로써 인기가 높다.

집집마다 마늘장아찌를 담그는 독특한 비법이 있겠지만, 기본적으로는 된장에 담그거나 식초에 담그는 2가지 방법으로 대별될 수 있다. 특히 투병 중인 사람은 '식초 콩절임'과 함께 '마늘장아찌'를 상식해 보기 바란다.

한편 마늘에 대해서는 많이 먹으면 시력이 나빠진다고 해서 그 과용을 경계하는 입장과 마늘에는 눈에 유익한 비타민 A가 풍부하므로 오히려 시력이 좋아진다는 입장으로 대립된 양상을 보이고 있다. 그러나 아무리 좋은 것이라도 지나치면 모자람만 못하다는 말처럼, 마늘도 그 예외가 될 수는 없다.

절에서는 '불허훈주입산문(不許薰酒入山門 : 냄새가 나는 음식과 술을 절에 들이지 말라)'이라 하여 마늘이나 양파 등을 가까이 해선 안 되는 금기 식품으로 보고 있다.

이는 마늘의 성분이 나빠서라기보다 마늘의 정력 증진 효과가 혹 수행을 방해할 가능성을 경계한 것이라는 설이 설득력 있게 들린다.

한편 중세의 서양 사람들은 사람이 병(특히 전염병)에 걸리게 되는 것은 악령이 붙었기 때문이라는 종교관을 가지고 있었다. 흔히 드라큐라를 쫓는 비방으로 마늘이 등장하는 것을 보아드, 마늘의 다양한 쓰임새와 효능을 짐작할 수 있는 것이다.

양파

단군 신화에는 마늘이 나왔지만 구약 성서에는 양파가 등장한다. 중동 지역 서민들의 중요한 스태미너식이면서 신성시되는 식품이다.

양파는 특히 돼지고기를 즐겨 먹는 중국 사람들의 음식에 빠지지 않고 등장하는데, 그것이 기름투성이의 음식을 먹으면서도 그들이 건강할 수 있는 원동력이다.

양파는 마늘과 친척뻘 되는 식품으로 효능은 비슷하지만 자극성이 약해 날것으로 먹어도 별탈이 없다. 하루에 최소한 중간 크기의 양파를 1/4이상 생으로 먹되, 앞서 소개한 종합 영양된장과 함께라면 그 효과가 배가될 것임에 틀림없다.

무

무는 배추와 함께 우리나라 사람들의 민족적 정서가 듬뿍 배인 김치의 주재료일 뿐만 아니라, 최근 자체의 항암 효과 등이 잇따라 연구 발표되고 있는 우수한 건강식품이다.

무에는 천연 소화제인 디아스타제와 비타민 C, 비타민 A가 풍부하게 함유되어 있어서 소화를 촉진하고 병균에 대한 저항력을 높이면서 피를 깨끗하게 하는 등 탁월한 효능이 있는 것으로 여러 연구 결과에서 밝혀지고 있다.

특히 무의 떡잎은 제2장에서 소개한 '수경 재배' 나 '토양 재배'로 직접 재배해서 활용하면 진짜 항암 치료제요, 보약 중의 보약이라 할 것이다.

한편 무에는 기침을 진정시키는 작용이 있어 무를 강판에 곱게 간 후 같은 분량의 꿀에 재어놓고 그것을 따뜻한 물에 타서 수시로 마시면 해수 등에도 큰 효험이 있다.

또한 발에 열이 많으면서 땀이 지나치게 많이 나는 경우에는 왕소금을 약간 타서 끓인 무국에 자주 씻으면 좋다. 특히 무를 햇볕에 건조시켜 만든 무말랭이는 날 무보다 비타민 B, 칼슘 등이 10~30배 많다고 하니 영양의 보고라 할 만하다.

기타 야채류

그외 산과 들에 자생하거나 재배하는 야채 모두 독특한 약성을 가지고 있는 천연 신약들이다(제2장 「생야채 녹즙 요법」 편 참조). 한자명으로 기양초(起陽草), 장양초(壯陽草)라 불리는 부추는 이름 그대로 강장 · 강정 식품이다.

또한 겨울에 즐겨 찾게 되는 열성 식품의 대표인 생강은 멀미를 예방하고 강력한 항응혈제일 뿐만 아니라, 암을 예방하고 억제하는 효능이 강한 것으로 밝혀지고 있다.

단 생강은 너무 오래 많이 먹으면 열이 쌓여 눈병을 앓을 수 있으므로 유의가 필요하다.

위궤양 등에 특효가 있는 것으로 이미 정평이 나있는 양배추는 봄 · 여름산이 효과가 크며 궤양 외에도 면역 기능을 강화하므로 다른 야채와 함께 녹즙이나 주스로 음용하면 좋다.

생강과 반대로 음성 식품의 대표인 오이는 등산시 누구나 휴대하는 야채로, 실제로 열을 내리고 갈증을 해소하는 효능이 뛰어나다.

동양 의학적으로는 오이의 수성(水性)이 각종 화독(火毒)을 제어하므로 화상을 당했을 때 즙으로 바르고 먹으면 치유 효과가 뛰어나고, 술독도 해독하는 기능이 탁월한 것으로 본다. 그러나 지나치게 많이 섭취하면 한열(寒熱)을 유발할 수 있으므로 음성 체질인 사람은 특히 유의해야 한다.

이집트의 피라미드는 마늘이 세우고, 중국의 만리장성은 파가 쌓았다는 말이 있듯이 파는 마늘 못지않은 강장 식품으로, 특히 위암 억제에 효과가 있으며 예로부터 흰 파뿌리는 감기의 묘약으로 활용되어 왔다.(제2장 「감기와 각탕법」 편 참조)

호박은 대표적인 장수 식품으로 이뇨 작용이 탁월하고 온화한 성질을 가져 전신 부종, 산후 부종 및 기관지 천식에 효과가 있으며, 예로부터 동짓달에 호박을 먹으면 중풍 예방이 된다고 할 정도로 피를 맑게 하는 식품이다.

특히 호박씨는 혈압을 낮추어주며 머리를 좋게 하는 렉시틴과 양질의 불포화 지방을 함유하고 있으므로 공부하는 학생들과 회복기의 환자 및 치매 방지에 매우 좋은 식품이라 할 것이다.

한편 민간요법으로 요통을 앓는 자에게 가짓대를 달여 마시는 방법이 있다. 실제 가지에는 진정 효과가 있어 요통에 효능이 있다.

조선 시대부터 구황식물의 대표 선수로는 감자와 고구마를 들지 않을 수 없다. 감자는 그 즙만으로도 마치 만병을 치유할 듯이 감자즙 치료법이 시중에 회자되고 있는 실정이다.

사실 감자야말로 고섬유질 식품으로 성인병 예방 효과가 있는 것은 틀림없고, 특히 충치 예방에 탁월한 효과가 있다는 것이다. 다만 감자의 껍질과 눈에는 독성이 많이 함유되어 있으므로 반드시 이를 제거하고 섭취하여야 한다.

고구마 밭에는 잡초가 나지 않는다고 할 정도로 고구마는 그 왕성한 생명력을 인정받아 왔다. 특히 섬유질뿐만 아니라 수지(樹脂)성분이 많아 배설을 촉진시키며 강정 효과와 함께 폐암에도 강력한 예방 효과가 있는 것으로 밝혀지고 있다.

그외 토마토, 당근, 도라지, 마, 민들레, 케일, 돌미나리, 씀바 귀, 질경이 등 독특하고 신비한 약성을 함유한 야채가 많이 있으므로 즙으로, 생으로, 나물로, 국으로 먹는 등 다양한 방법으로 이들을 늘 가까이하는 지혜가 요구된다.

특히 나물은 비타민 C 등의 약성 파괴없이 야채의 독성을 적절히 제거한 훌륭한 요리법이라 불릴만한 것으로, 우리 선조들의 뛰어난 지혜를 엿볼 수 있다 하겠다.

해조류

미역

산모에게 미역국을 먹게 하여 몸에 쌓인 각종 나쁜 피를 깨끗이 씻어 내도록 한 선조들의 지혜는 놀랍기만 하다.

미역의 주요 효능으로는 특수 섬유질 덩어리로써 우리 몸의 나쁜 피와 중금속 등을 흡착하여 몸 밖으로 배설해 버리는 힘이 강력하다는 것이다.

또한 피를 맑게 하는 에이코사 펜타엔산(EPA)이나 클로로필이 다량 함유되어 있어서 암을 예방하고 치료하는 데도 매우 우수한 알칼리 식품으로 인정받고 있다.

어쨌든 미역이 피를 맑게 하고 건강에 유익한 식품임에는 틀림없다. 따라서 산모나 생일날만 먹는 별식에 그칠 것이 아니라 남녀노소 할 것 없이 날마다 끓여 먹고, 무쳐 먹는다면 틀림없이 이 공해 시대를 이겨나갈 수 있을 것이다.

특히 담배를 많이 태우는 사람들은 더욱더 열심히 먹는 것이 좋다. 담배 파이프를 미역국에 담근 후 씻어내면 니코틴이 낀 파이프 안이 말끔히 씻겨지게 됨을 알 수 있다.

다시마 · 김

다시마와 김의 효능은 미역과 비슷하다고 보면 된다. 다시마 가루는 천연 조미료로써 다른 음식의 맛을 돋우는 작용이 뛰어나기 때문에, 가루(시중에 판매)를 만들어 약방의 감초격으로 사용하는 것이 좋다.

김은 생식할 때 특히 유용하게 쓸 수 있다. 현미 가루 등의 생식 가루와 야채 썬 것에 들기름을 고루 섞은 뒤 생김에 싸서 먹으면 훌륭한 '생식 요법'이 된다.

다만 정제 소금(화학염)을 발라 구운 김은 독약을 친 것이나 마찬가지이므로 자연 상태의 생김을 그대로 먹거나 집에서 직접 구워 먹도록 해야 한다.

∷ 어패류

생선의 주요 성분

생선에 관한 연구는 국내외 학자들에 의해 꾸준히 이루어져 왔으며, 그 결과 현재까지 확인된 대표적 함유 성분은 다음의 세 가지로 요약된다.

첫째, 두뇌의 기능이 저하되는 것을 예방하는 한편 두뇌의 활동을 원활하게 하여 기억 학습 능력을 향상시키는 도코사 헥사엔산(DHA:Docosa Hexaenoic Acid)이다.

둘째, 피를 맑게 해 주어 성인병, 특히 심장병 같은 혈관병을 예방하고 치료하는 데 효과가 큰 에이코사 펜타엔산(EPA:Eicosa Pentaenoic Acid)이다.

셋째, 특히 등푸른 생선과 조개류에 많이 함유되어 있는 것으로, 우리의 세포를 구성하면서 노화를 방지하고 젊음을 유지시켜 주는 핵산 성분이다.

도코사 헥사엔산(DHA)이라는 물질이 세상에 알려지게 된 것은 뇌 영양학의 권위자인 영국의 마이클 크로포드라는 학자의 연구 결과를 통해서다.

그는 일본인 자녀들의 지능이 서양인 자녀들의 지능보다 높은 이유는 생선을 많이 먹는 식생활 습관에 기인하며, 바로 이 생선에는 두뇌를 만드는 데 없어서는 안 될 영양소인 도코사 헥사엔산이란 꿈의 물질이 있기 때문이라고 공표하였다.

그의 발표(1990. 10. 동경 DHA 심포지움)에 따르면, 이 도코사헥사엔산이라는 물질은 생선이나 조개류 등에만 함유되어 있고 육지에는 존재하지 않는다고 한다.

실제 DHA는 주로 어패류에 많이 함유되어 있는 것이 사실이지만 곡류, 야채류, 과일, 해조류에도 소량 존재하고 있다고 한다.

에이코사 펜타엔산(EPA)에 대한 연구는 생선을 비롯한 해산물을 주식으로 하는 에스키모인들에게는 심혈(心血) 관계 질환이 거의 없다는 데 착안하여 시작되었다.

이는 생선에 혈액의 응고를 막아주고 피를 맑게 해 주는 성분이 다량 함유되어 있기 때문이라고 하며, 그 성분이 바로 에이코사 펜타엔산이라는 것이다.

우리 선조들이 임산부에게 많이 먹게 한 미역에도 이 에이코사 펜타엔산이라는 성분이 다량 함유되어 있다는 것은 이미 살펴본 바와 같다.

핵산에 대한 연구는 미국의 벤자민 프랑크 박사가 연구 개발한 핵산 식품(늙지 않는 식품=No aging Diet)이란 말에서 유래되었다.

생물은 나이를 먹어감에 따라 세포를 구성하는 핵산이 감소되기 때문에 노화되는데, 핵산이 많이 든 식품을 많이 먹으면 노화의 진행을 막을 수 있는 것이다.

바로 이러한 핵산은 등푸른 생선과 조개류에 많이 있으며 가열해도 파괴되지 않는다고 한다.

단위당 핵산의 함유량이 가장 많은 식품은 콩(볶은 콩가루), 멸치, 표고버섯, 굴, 참치, 미꾸라지, 장어 등의 순이라 하겠으나 우유와 계란에는 전혀 함유되어 있지 않다고 한다.

생선과 콜레스테롤

어패류에는 콜레스테롤이 비교적 많이 함유되어 있고, 일부 영양 학자들이 이 점을 지나치게 부각시켜 생선 경계론을 피력한 것도 사실이다.

그러나 콜레스테롤이 소장에서 흡수되는 데는 이미 말한 것처럼 여러 변수가 작용한다.

생선에는 콜레스테롤 이외에도 양질의 타우린이나 식물스테롤 등의 성분이 있어서 소장에서의 콜레스테롤 흡수를 억제하고 감소시키는 작용을 하기 때문에 별 문제가 없는 것으로 사실상 판정이 났다는 것이다.

게다가 대부분의 어류 학자들은 기존의 학설이 잘못된 콜레스테롤 측정법에 의해 산출된 수치에서 비롯된 것이라는 데 의견을 같이하고 있는 실정이다.[*]

---

[*] 박후근, 〈생선과 건강〉, 한국수산신보사.
　최진호, 〈바다음식을 먹으면 오래산다〉, 자유문학사

수질 오염 문제와 생선

물론 여기서 말하는 생선에는 바다 생선뿐만 아니라 미꾸라지, 잉어 등의 각종 민물 생선도 포함된다. 다만 민물고기는 바닷고기에 비해 세균을 함유하기 쉬우므로 먹을 때 세심한 주의를 요한다.

한편 바닷고기가 제아무리 몸에 유익하다 하더라도 그 고기가 오염된 환경에서 자랐다면 인체에 도움은커녕 크나큰 해악을 끼칠 것이 뻔하다.

오늘날 흔히 목격하게 되는 유조선에서의 기름 유출 사건, 각종 공해 물질의 유입에 따른 연안 바다의 오염, 러시아의 동해 핵폐기물 투기 사건 등을 통해 보듯이 이 바다가 몸살을 앓고 있는 것은 이 시대의 현실이자, 해결해야 할 난제임에 틀림없다.

그러나 바다는 워낙 광대할 뿐만 아니라 태풍이나 폭풍우 등으로 인해 자연 정화(自然淨化)가 되고 있으므로, 고기를 볼 때마다 '오염된 바다산(産)'이라는 선입견을 갖고 무조건 피할 필요는 없다. 그것은 "구더기 무서워 장 못 담근다"는 식의 어리석은 행동이 될 것이기 때문이다.

다만 큰 고기보다는 작은 고기가, 그것도 멸치처럼 뼈째로 먹을 수 있는 고기가 공해 측면에서도 유리하며 영양소 면에서도 필요한 성분을 한꺼번에 섭취할 수 있으므로 더욱 좋다.

특히 우리나라의 동해산 북어는 피를 맑게 하고 독을 하소하는 효능이 탁월하여 독사에 물린 사람과 히로시마 원폭 피해자도 이 북어국을 상식함으로써 그 해독에서 벗어났다는 이야기가 전해질 정도다.

북어의 해독 성분은 모두 머리 부위에 있다고 하는데, 머리를 잘라버리고 몸통만 끓여 먹는 식습관은 한마디로 어리석기 짝이 없는 일이다.

침을 맞거나 수술로 인해 피를 많이 흘렸을 경우 북어국을 끓여 먹으면 보혈(補血)과 정혈(淨血) 작용을 한다 하여 예로부터 민간요법으로 전해오고 있다.

보통 숙취를 풀기 위해 북어국을 끓여 먹는 것도 이런 점에 서 보면 일리가 있는 것이다. 하지만 과연 북어 머리를 넣어서 국을 끓여 먹는 가정이 얼마나 될지 궁금하다.

결국 생선은 아무리 작다 해도 최소한 육지보다는 넓은 공간인 바다에서 노니는 생물이다. 그런 만큼 밀폐된 공간에서 사육되는 육지 짐승에 비해 우선 운동량이 많다.

따라서 생선을 즐거운 마음으로 많이 먹되 가능하면 작은 것 위주로 먹고, 청정 해역에서 잡은 것이면 더 좋을 것이다.

생선은 기본적으로 물에서 자란 차가운 특성을 가지고 있기 때문에 회로 먹을 때는 더욱 뜨거운 국물이나 뜨거운 차 등과 함께 먹는 것이 좋다.

⁞⁞ 비타민C

비타민 C(아스코르빈산)는 공해 시대를 사는 우리에게 없어서는 안 될 중요한 영양소 중의 하나다.

효용

첫째, 체단백 합성에 필수적인 영양소다. 따라서 비타민 C가 결핍되면 전신이 피로하고 무기력해지며, 뼈가 쉽게 부러지고 혈관이 약해져서 온몸의 피가 스며 나오고 빈혈이 생기며, 상처도 잘 아물지 않는다(이를 괴혈병이라 한다). 따라서 외상(外傷) 환자나 수술 환자는 반드시 비타민 C를 적당량 섭취해야 치유가 빠르다.

둘째, 염산과의 상호 작용으로 적혈구를 만들며 피를 깨끗이 해서 혈액 순환을 원활하게 한다. 병균에 대한 저항력을 강화시키며 암의 통증을 경감시킬 뿐만 아니라 연명(延命) 효과, 즉 항암 작용이 있다.

셋째, 현대인의 문명병의 원흉인 콜레스테롤을 감소시키고 혈전(血栓:핏덩어리)을 제거하여 뇌졸중을 예방 · 치료한다.

넷째, 신진대사를 왕성하게 하며 피부를 강하고 아름답게 한다. 따라서 야채 위주의 식사가 곧 미인 건강식이라 할 만하다.

〈표〉에서 보는 바와 같이 보통 신선한 채소와 과일에 많이 들어 있는 비타민 C는 시간이 지남에 따라 감소되며, 특히 열에 매우 약해서 끓이면 대부분이 파괴되어 버린다.

〈표〉 식품 100g중의 비타민 C 함유량 (단위:mg)

식 품	함 유 량	식 품	함 유 량
감 잎	400~700	감 자	28~7
보리새싹	225	고 구 마	23~9
무	136~45	쑥	22
풋 고 추	120~99	풋 콩	17~15
미 나 리	87	복 숭 아	8~4
시 금 치	59~30	살 구	7~1
양 배 추	59~42	사 과	5~2
레 몬	50~42	고 기	0
밀 감, 감	50~30	치 즈	0
쇠 간	31	계 란	0

생야채를 그대로 먹는 게 몸에 좋다는 사실을 다시 한번 확인할 수 있는 것이다.

그나마 시금치, 양배추, 고구마, 감자에 있는 비타민 C는 비교적 열에 덜 파괴되는 것으로 알려져 있다.

우리나라에서 예부터 전해오는 창포탕(菖蒲湯)이나 유자탕(柚子湯)은 창포나 유자 중에 포함되어 있는 비타민 C를 흡수시키는 합리적인 관습으로 볼 수 있다.

스트레스와 비타민 C

현대병의 또 다른 주범인 스트레스를 받게 되면 자율 신경에 혼란이 오고 신체 리듬이 깨지게 되면서 건강에 적신호가 오기 쉽다.

이 경우 이러한 신체의 불균형을 바로잡기 위한 인체의 방어 기능이 작동하게 되는데, 이것이 바로 부신(콩팥 위에 있는 작은 기관)에서 분비되는 부신피질 호르몬으로 '항(抗) 스트레스 호르몬' 이라고도 불린다.

부신피질 호르몬이 분비될 때 부신의 부담이 커지게 되는데, 이를 완화하고자 비타민 C 같은 영양소가 대량 소모된다. 이에 따라 가정적으로나 사회적으로 스트레스가 심한 현대인에게는 보다 많은 비타민 C 섭취가 필요해지는 것이다.

담배와 비타민 C

복숭아 같은 과일을 먹고 나서 담배를 피우면 담배 맛이 더 좋다는 것은 담배를 피워본 사람이면 누구나 알고 있는 사실이다.

실제 한 연구에 의하면 담배 한 개비의 독을 해독하는데 25mg의 비타민 C가 소비된다고 한다. 흡연량이 많을수록 과일이나 생야채를 보다 많이 섭취해야 하는 이유가 여기에 있다.

운동과 비타민 C

운동을 하거나 목욕을 하게 되면 우리 몸의 체온을 조절하기 위해 피부는 땀구멍을 열어 땀을 내게 된다. 이때 체내에 깊숙이 숨어 있던 수많은 독(노폐물)이 빠져 나간다는 것은 기미 논의된 사실이다.

여기서 특히 주목해야 할 것은 다량의 땀이 나올 때 우리 몸의 독뿐만 아니라 염분과 수분, 그리고 비타민 C도 상당량 빠져나가므로 적어도 2시간 내에 그만큼 보충해야 한다는 점이다.

따라서 어떤 원인으로든 땀을 흘리고 나서는 반드시 빠져나간 부분을 보충해 주어야 한다. 특히 비타민 C는 수용성이어서 쓰이고 남은 여분은 몸속에 저장되지 않고 곧바로 배설되므로 매일 충분한 양의 비타민 C를 섭취하여야 하는 것이다.

암(癌)과 비타민 C

우리 인체의 해독기관인 간(肝)이 극도의 발암(發癌)물질인 아플라톡신 B(Aflatoxin B)를 해독시키는 데는 비타민 C가 도움이 된다고 한다.

이 때에는 매 끼니마다 비타민 C를 최소한 1,000mg씩, 즉 1일 3,000mg 이상을 섭취하도록 노벨상을 두 번이나 수상한 라이너스 폴링(Linus Pauling) 박사는 권장하고 있다.

⠞ 칼슘(Ca)

칼슘은 체내의 무기물 중 가장 많은 양(성인 체중의 약 2%)을 차지하고 있으며 그중 99%는 골격에, 나머지는 근육 등에 존재한다.

칼슘은 우리 몸의 대들보인 척추를 위시한 각종 뼈, 치아 등을 만들 뿐만 아니라 심장과 골격, 근육의 활동과 신경의 자극, 감수성 유지, 혈액 응고, 체액의 교환, 근육의 탄성 유지, 산·알칼리 평형 유지 기능 등을 하는 것으로 밝혀져 있다.

영양 학자들은 성인의 1일 필요 칼슘량을 600mg 정도로 보고 있다.

다음의 〈표〉는 식품 100g 중의 칼슘 함량을 나타낸 것인데, 역시 멸치가 칼슘의 왕이라 불릴 만하다. 그리고 미역·다시마 등의 해조류에도 칼슘이 매우 풍부하다는 것을 알 수 있다.

〈표〉 식품 100g중의 비타민 C 함유량 (단위:mg)

식 품	함 유 량	식 품	함 유 량
멸　　치	42,200	치　　즈	725
정 어 리	1,400	김	410
참　　깨	630~1,332	열　　무	259
붕　　어	1,200	콩	163
미꾸라지	1,167	우　　유	118
미　　역	960	보　　리	86
다 시 마	740	계　　란	54

칼슘 함유량이 높은 치즈, 우유, 계란 등을 상식하여 오늘날 칼슘 섭취율이 가장 높다는 미국인의 상당수가 아이러니컬하게도 골다공증이나 골연화증 같은 칼슘 결핍증에 걸려 있다고 한다.

그 이유에 대해서는 크게 3가지로 분석되고 있다.

첫째, 육류의 과잉 섭취로 인해 체내에 암모니아와 요산이 과다 생성되어 이를 중화하기 위해 알칼리 성분인 칼슘이 많이 소비되게 되었고, 그에 따라 뼈의 형성 및 유지에 사용되는 부분이 상대적으로 부족하게 된다는 것이다.

둘째, 운동 부족 때문이라는 것이다. 인간의 대뇌는 운동에 대비해서 뼛속에 칼슘을 저축하여 두지만, 운동을 하지 않고 몸을 움직이지 않으면 체내에 칼슘이 불필요한 것으로 판단하여 오줌 등을 통해 배설해 버린다는 것이다.

실제로 병원에 오랫동안 입원해 있는 거동이 불편한 환자의 경우 칼슘의 체외 유출이 증가된 것으로 확인되었다.

셋째, 정제된 흰설탕을 많이 섭취하게 되면 과잉 당분을 분해하기 위하여 칼슘 소비량이 증가하기 때문에, 칼슘 부족이 되기 쉽다는 것이다.

단것을 좋아하는 어린이들이 충치가 많고 뼈가 약하다는 것은 잘 알려진 사실이다. 일부 자연의학자들이 흰설탕을 '칼슘

도둑이자, 악마의 미소’ 라고 표현하는 것도 그런 이유에서다.

결국 칼슘의 체내 결핍 원인을 정리하자면, 원천적으로 칼슘이 함유된 식품을 적게 섭취한 경우와 많이 섭취했다 하더라도 육식과 설탕 위주의 식생활과 만성적인 운동 부족의 경우로 압축된다.

최근 청소년과 어린아이 가운데 키는 크지만 골다공증 내지 골연화증 환자가 많다는 사실도 위의 원인과 관계있다 할 것이다.

한편 한 연구에 의하면 심근경색으로 사망한 자의 상당수가 해부 결과 심장이 칼슘으로 콘크리트된 경우였다고 한다.

이는 운동 부족의 상태에서 칼슘을 과잉 섭취하게 됨에 따라, 칼슘이 뼈에 축적되지 못하고 심근 등 근육 부위에 지나치게 축적된 데 큰 원인이 있는 것으로 보고 있다.*

그러므로 적절한 운동 없이 ‘칼슘은 많이 섭취하면 섭취할수록 좋다’ 는 단편적인 사고에 젖어 있는 사람들은, 칼슘 과잉 섭취가 칼슘 결핍 못지않게 치명적일 수 있다는 것을 인식해야 한다.

---

* Dr. 로바드, 죠칸즈, 다쓰이시, 일본 예방화학연구소?예방의화학연구사 편집부, 생명의 은혜에의 초대. 동 자료에 의하면 폐암과 심장병으로 사망한을 부검해서 조사해 본 결과 놀랍게도 10명 중 9명 정도가 폐세포나 심장 근육에 칼슘이 채워져서 돌과 같이 되어 있었다고 한다. 운동 중 사망 사고자를 포함한 이 사람들 대부분이 평소 다량의 우유와 칼슘 함유 건강 보조 식품을 섭취하고 있었다고 한다.

음식을 통한 칼슘 섭취가 부족하면 뼈가 그 부족량을 공급해 주므로 혈액의 칼슘 수준을 당장 낮추지는 않는다.

다만 뼈의 칼슘은 30~40% 가까이 손실된 뒤에야 엑스레이(X-ray)로 그 변화를 잡아낼 수 있기 때문에, 자칫 뼛속의 칼슘 부족 상태를 초래할 수 있다.

실제로 잇몸과 관련된 질병은 뼈의 칼슘 결핍으로 인한 변화를 알려주는 초기 신호라고 한다.

칼슘은 뇌신경 세포의 신경 전달 물질로 작용하여 천연의 진정제 역할을 한다. 이것이 부족해지면 자연히 건전한 두뇌 활동이 어려워지며 이상 흥분 상태를 유발하게 된다.

최근의 연구에 의하면, 가정이나 학교에서 말썽을 일으키는 비행 청소년들의 상당수가 칼슘 결핍 상태였다고 한다. 물론 이 문제는 꼭 칼슘 부족만이 원인이었다기보다는 전반적으로 잘못된 식생활과 연관이 깊다고 볼 수 있다.

∷ 건강 보조 식품

자연 식품이란 부작용이 없으면서 피를 맑게 해 주어 자연치유력을 강화시켜 주는 식품이다.

이런 측면에서 현미, 통밀, 통보리, 기타 각종 야채는 양질의 자연 식품이라 할 만하다.

그런데 최근 자연 식품이란 미명하에 수많은 건강 보조 식품이 범람하고 있어, 자칫 해를 끼치는 경우도 있으리라 본다.

사실 편한 것만을 추구하는 인간의 심리는 무협 소설에나 나오는 '천년 묵은 산삼'이나 '기사회생의 신단'과 같은 묘약을 찾아 두리번거리게 된다.

그러한 '신묘한 약'이 현실적으로 존재하지 않는다고 단정할 수는 없지만, 외적인 힘에 의존하고 싶어하는 그 마음이 자신의 자연치유력을 약화시키고 있는 지도 모른다.

그런데 중증의 난치병으로 인해 현재 자연치유력이 크게 약화된 데다 기혈이 탁해질 대로 탁해져 있는 경우에는 임상적으로 증명된 건강보조식품이 필요하다고 본다. 그러나 이 경우에도 문자그대로 '보조'에 머물러야 할 것이다.

기호 식품과 건강

낙이불음 樂而不淫!

즐기되 빠지지 말라.

∷ 술

술은 수(水)와 불(火)의 성질을 모두 가지고 있는 의미의 '수불'에서 '수울'을 거쳐 '술'로 명명되었다는 설이 정설로 자리매김한 듯하다.

이러한 술은 일찍부터 백약지장(百藥之長)이자 백독지장(百毒之長)이라는 상반된 평가를 동시에 받으면서 인간의 생활과 불가분의 관계를 맺어오고 있다.

술에 대한 긍정적인 입장은 이렇다.

술이란 적당히 마시면 식욕을 돕고 정신적인 안정감을 주어 스트레스를 해소해 준다. 혈중 콜레스테롤을 청소해 주는 역할을 하는 HDL의 함량을 높여 혈액 순환을 촉진시킨다.

인간관계를 보다 친밀하게 하여 삶을 풍요롭게 한다. 술이야말로 사람의 가슴을 열어주는 신비의 액체요, 신선의 음료라는 것이다.

세계의 장수자들 중에서 술을 즐기는 이들이 의외로 많다는 통계가 있는데, 이것이 애주가들을 즐겁고 당당하게 만들어주는 배경으로 작용하는 것 같다.

이에 반해 부정적인 입장은 이렇다.

술이란 그 속성상 처음에는 사람이 술을 먹지만 술이 술을 먹다가 결국 술이 사람을 먹게 된다. 그야말로 '후회의 액체'요, '미친 물'이라는 것이다.

오죽하면 '바닷물에 빠져 죽은 사람보다 술잔에 빠져 죽은 사람이 더 많다'는 속담이 생겼겠는가?

실제 술을 먹다보면 한 잔, 두 잔, 세 잔, 그리고 1차, 2차…….

이태백은 월하독작(月下獨酌)에서 '삼배통대도 일두합자연(三盃通大道 一斗合自然)'이라 하여 '석 잔을 마시면 도를 깨치고 한 말을 마시면 자연과 합한다'고 하였으나, 현대의 속인들은 어쩔 수 없이 필름이 끊어지기도 하고 수많은 뇌세포가 소리 없이 죽어 나가는 것이리라.

술을 과음하면 건강에 나쁘다는 것은 이론의 여지가 없다. 그렇다면 어느 정도 마시는 것이 건강에 해가 되지 않는가?

술에 관한 한 인간의 자제 능력을 믿을 수 없다는 입장에 서는 "적당한 음주란 결국 술주정뱅이가 되도록 가르치는 학교이다."라고 말하고 있다.

이 책에서 무조건 술을 끊으라거나 마시라고 얘기할 생각은 전혀 없다. 사실 술 끊기가 얼마나 어려운 일인가!

술 먹지 말자 하고 중한 맹세하였더니
잔 잡고 굽어보니 맹세 둥둥 술에 떴다
아이야 잔 가득 부어라 맹세풀이 하리라

— 이명한 (17C 초)

다만 몸에 중한 질병이 있을 때는 어떤 경우에라도 절대 금주와 자연식을 해야 한다는 점만은 지적하고 싶다.

알코올은 위에 들어가는 동시에 20~30% 정도가 곧바로 흡수되고 나머지는 음식물에 섞여서 소장으로 넘어간 뒤 거기서 모두 흡수되는 것으로 알려져 있다.

따라서 위에 음식물이 없을 때, 즉 빈속에 술을 먹으면 바로 소장에 넘어가서 그 즉시 흡수가 이루어지므로 취기가 빨리 돌게 되는 것이다.

이렇게 위와 소장에서 흡수된 알코올은 문맥(門脈)*을 거쳐 모두 간에서 만나게 되며, 거기에서 알코올 분해 작업이 이루어진다.

이때 분해 능력의 범위를 넘어선 알코올 성분은 즉시 혈관을 통해 전신을 순환하면서 술에 취한 특유의 반응을 유발시킨다.

따라서 술을 많이 마셔서 속이 거북하고 메스꺼울 때는 참지 말고 즉시 토해버리는 것이 위 속의 음식물에 섞여 있는 알코올을 바로 몸 밖으로 배출해 버리는 결과가 되므로 유익하다고 할 수 있다.

다만 습관성이 되거나, 구토시 식도 등 다른 기관에 장애를 줄 수도 있으므로 지나친 것은 좋지 않다.

또한 음주시에는 상온의 생수나 뜨거운 물을 많이 마시는 것이 좋다. 인체의 독은 기본적으로 소변, 대변, 땀, 호흡을 통해 배출되며, 이때 물이야말로 최고의 배출 매개체이자, 해독제이기 때문이다.

그리고 술 먹은 다음날에는 최소한 콩나물국이나 북어국, 미역국 등을 끓여 먹는 것이 숙취에 효과적이다. 이는 많은 사람들이 경험으로 증명하고 있는 사실이기도 하다.

이 때 북어국은 반드시 명태 머리를 넣어서 끓여야 본래의 효과가 있고, 콩나물국은 뿌리를 다듬지 말고 뿌리와 몸통, 머리를 함께 끓여 먹어야 숙취에 진정한 효과가 있다.

---

* 정맥과 동맥이 아닌 제3의 혈관으로, 간장에만 있으며 간장의 원자재 공급선 격할을 수행하고 있다.

술은 사람으로 하여금 가슴을 열게 하여 정을 엮어주는 마력이 있다. 솔직히 필자는 술의 어원인 '수불'에서 보듯 술은 음과 양이 조화되어 있는 신선의 음료라는 설을 적극 지지하고 있다.

그러나 우리는 공자의 말을 늘 새겨야 한다.

주무량 불급란(酒無量 不及亂)!

술이란 양을 정해놓고 먹는 것은 아니지만 문란해질 만큼 마셔서는 안 된다.

올바른 말씀이다. 술 세다고 소문난 사람치고 오래사는 사람 없다지 않은가? 술에는 특별한 비방이 없다. 또 있다고 하더라도 그것을 믿다 보면 결국 몸을 더 해치는 결과가 된다.

과음하였을 때는 간이 제대로 회복될 수 있는 시간인 72시간 즉 3일만은 금주하도록 노력해보자고 제안하고 싶다.

타인을 배려하는 가운데 자기만의 독특하고 현명한 음주철학이 정립되어 있는 사람은 진정 아름다운 사람이라 생각된다.

:: 담배

중국의 문학자인 임어당은 그의 저서인 《생활의 발견》에서 "담배를 끊은 사람은 의지가 강한 사람이라기보다 담배의 진짜 맛을 모르는 사람"이라고 하여 애연가들의 입장을 일찌감치 대변하고 있다.

애연가들은 또한 영국의 정치가인 처칠이 평생 담배를 즐기면서 97세까지 장수한 것만 봐도 담배가 건강에 해롭다는 것은 설득력이 없다는 이야기를 전가(傳家)의 보도(寶刀)처럼 꺼내고 있다.

그러나 최근의 연구에 의하면 담배 연기 속에는 4,000여 종의 화학 물질이 들어 있고 16종류 이상의 발암 촉진 물질이 함유되어 있어, 호흡기 질환은 물론이고 말초혈관 수축으로 인해 혈압을 상승시키고 심장과 간 등에 치명적인 손상을 입히는 것으로 밝혀져 있다.

이러한 담배의 해악은 세 가지 유해 물질에서 비롯된다고 본다.

첫째, 옛날부터 잘 알려져 있는 것으로 혈관을 수축시키고 자율 신경에 자극을 주는 니코틴으로 마약으로 분류된 위험물질이다.

둘째, 타르 성분 안에 있는 벤조피렌을 포함한 각종의 발암 물질이다.

셋째, 담배 연소에 수반되어 나타나는 것으로 혈액의 산소를 감소시키는 혈액독(血液毒)인 동시에 뇌에 악영향을 주는 물질인 일산화탄소이다.

더욱이 남자 폐암환자 10명 중 9명의 비율로 흡연자였다는 「결핵 및 호흡기 학회」의 발표나, 흡연 산모가 낳은 아기에게서 얼마만큼의 니코틴이 검출되었다는 「미 심장학회」의 발표는 담배의 해악을 웅변한다.

특히 담배를 피우지 않는 사람의 간접흡연이 직접 흡연보다 건강에 더 나쁘다는 연구 보고 등을 종합하면 애연가 입장에서도 담배를 끊거나 줄이지 않으면 안 될 운명적인 상황에 맞닥뜨리게 된다.

세계보건기구(WHO)는 "담배 한 개비를 피울 때마다 당신의 수명은 14분 30초씩 단축된다"라고 경고하고 있다.

그렇다면 어떻게 해야 담배를 끊을 수 있는가?

첫째, 금연 결심은 금주와 달리 100% 자신과의 싸움이라고 해도 과언이 아니다.

따라서 끊어야 할 이유를 나름대로 정립하여 강력한 자기 암시를 하여야 한다. 주변 사람들에게 금연 결심을 공표하는 것도 좋은 방법이다.

둘째, 필자의 체험이나 금연한 사람들의 얘기를 종합해 볼 때 담배를 서서히 줄이면서 끊겠다는 발상은 처음부터 하지 않는 것이 좋다.

오히려 끊기 전까지 왕창 피우고 어느 한 날을 정하여 그 날부터 단호하게 끊는 것이 효과적이라고 확신한다.

셋째, 금연 초기에는 평소보다 더 자주 상온의 생수나 뜨거운 물을 마신다. 그리고 운동이나 목욕을 통해 땀을 흠뻑 흘리면서 비타민 C가 많이 함유된 야채나 과일을 충분히 먹는다.

비타민 C야말로 최고의 니코틴 해독이기 때문이다.

제4장

자연치유력의 강화
–약동하는 생명의 상징, 운동–

운동은 마음을 움직인다
운동조건(효과)의 4원칙
운동실행의 4원칙

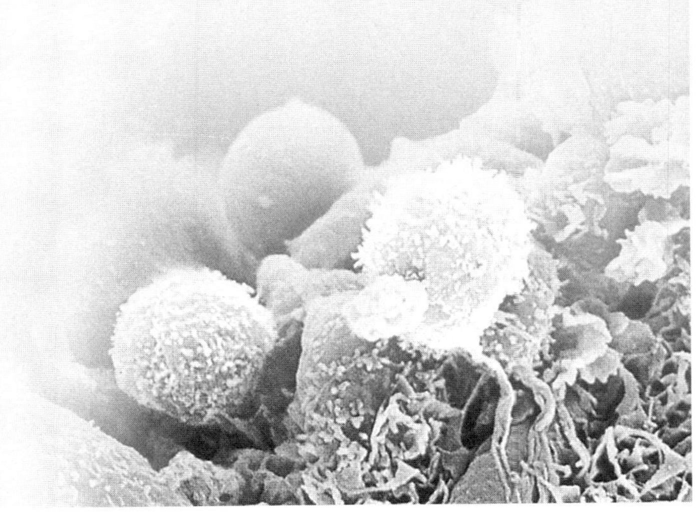

운동은 마음을 움직인다

육체를 움직일 때 정신에 변화가 오며
변화된 정신은 다시 육체를 변화시킨다

운동이란 문자 그대로 움직이는 것이다. 움직임이 없다는 것은 죽은 생명이다.

새로운 생명을 얻기 위해서는 반드시 움직여야 한다. 운동을 게을리 하면서 약이나 주사 또는 음식만으로 건강을 지키겠다는 생각에는 결코 동의할 수 없다.

중증의 난치병이든 가벼운 병이든 접근 방법의 차이는 있다 하더라도 반드시 운동을 해야 치유될 수 있다. 게으른 자는 결코 건강할 수 없다는 말은 진리라 생각된다.

긍정적이고 낙천적인 성격이나 마음가짐이 아무리 건강에 중요하다고 해도 마음이란 그냥 마음먹은 다고해서 쉽게 움직여지지 않는다.

어떻게 해야 마음이 움직여지는가? 바로 땀흘려 운동을 하게 될 때, 건강에 대한 자신감과 즐거움이 형성되면서 긍정적으로 마음이 움직여지는 것이다.

이점에서 운동을 하면 운(運)이 좋아진다는 말에 전적으로 공감하고 싶다.

사실 운동(運動)이란 말 자체가 '운(運)을 움직인다(動)'는 의미를 내포하고 있는 것으로 해석해도 무리는 없으리라 생각해 본다.

운동 조건(효과)의 4원칙

척추가 균형을 이루고서, 혈액 순환이 촉진될 때
산소는 최대로 흡입되며, 노폐물은 신속 배출된다.

∷ 혈액 순환 촉진운동

혈액 순환의 원리

"사람은 혈관과 함께 늙는다"는 얘기가 있다. 즉, 혈관만
막히지 않으면 죽을 이유가 없으나, 10살이 되면서부터 나이
만큼 혈관의 노화가 시작되어 100살 때는 100% 막혀 죽는다
는 것이다.

이 얘기의 진위는 일단 접어두자. 하지만 아무리 좋은 피
가 만들어졌다 하더라도 이 피가 혈관을 타고 제대로 돌지 않
으면 썩게 되고, 결국 60조나 되는 세포에 산소와 영양이 제대
로 공급되지 못하여 죽게 될 것은 뻔한 일이다.

【혈관의 이해관계】

> - 혈관의 길이 : 동맥+정맥 99km, 모세혈관의 길이
>   까지 합하면 총12만5천km 정도로
>   지구의 두 바퀴 반 길이
> - 모세혈관의 수 : 약 51억 가닥이며 그 중 70%에 해당
>   하는 35억 가닥이 팔다리에 분포
> - 피의 순환 속도 : 약 22초 사이에 전신의 모든 혈관을
>   통과하여 순환
> - 피의 점착력 : 물의 4~5배 정도

심장 펌프설

혈액은 심장의 펌프 작용에 의해 순환된다고 하는 입장이다. 이 학설은 17세기 영국의 생리학자 윌리엄 하베라는 사람이 심장의 박동수에 착안하여 주장한 이래, 현대 의학의 정설이 되었다.[*]

심장 이식 수술의 성공 사례 등을 보아도 혈액 순환의 원동력이 심장의 박동에 있다는 주장은 누구도 부정할 수 없는 진리라 할 것이다.

그러나 결코 심장의 힘만으로 혈액이 순환되는 것은 아니다. 혈액이 정맥을 통해 심장으로 되돌아가려 할 때 혈압이 거의 제로로 떨어지게 되고, 이때는 혈관 바깥쪽 근육의 도움을 받아야 한다.

즉, 다리 등의 근육이 수축되면서 이 근육이 정맥을 눌러

짜듯 혈액을 밀어올리고 정맥 속의 판막이 혈액의 역류를 막음으로써 혈액이 심장으로 되돌아옴을 봐서도 알 수 있다. 이는 현대 의학에서도 인정하는 사실이다.

모세혈관망 흡수설

이 설에 의하면 혈액 순환의 원동력은 심장의 힘에 있는 것이 아니고 모세혈관망(모세혈관+그로뮤)에 있다는 입장이다.

먼저 심장 펌프설의 비판에서 시작된다.

주먹만한 크기의 심장의 힘만으로 물의 4~5배나 되는 점착력을 가지고 있는 혈액을 약 22초 사이에 지름 0.005mm 정도의 모세혈관 51억 가닥, 12만 여 km를 통과시키기에는 물리적으로 불가능하다고 주장한다.

즉, 세포가 생명 활동을 하기 위해서는 영양소와 산소가

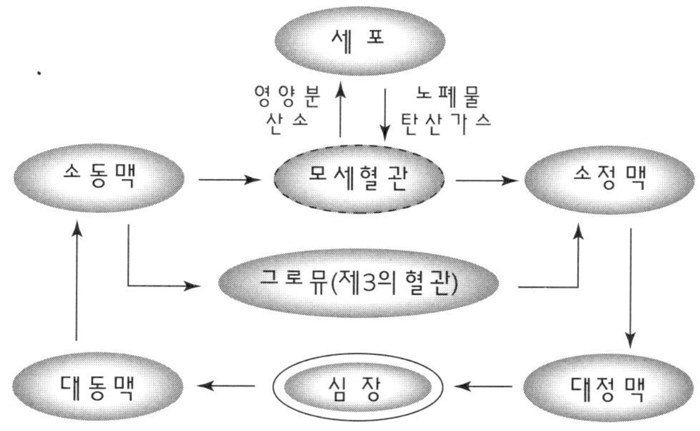

모세혈관망 흡수설에서의 혈액순환체계도

필수적으로 요구된다.

이에 따라 세포의 혈액 흡수 요구가 강화되면 그 결과 모세혈관과 소동맥 사이에 진공이 생기고, 그 진공의 힘이 동맥혈을 끌어당기는 힘의 원천이 된다

또한 신진대사에 의해 생성된 탄산가스가 모세혈관에 보내지게 될 때 모세혈관이 일시적으로 수축되면서 모세혈관과 소정맥 사이에 순간적으로 진공이 생긴다. 그 진공의 흡인력에 의해 모세혈관 내의 혈액이 소정맥으로 흘러들게 된다.

그리고 정맥관은 혈관 내에 '판' 이 있어서 흘러든 혈액은 역류가 안 되게 되어 있을 뿐만 아니라 그 본래의 수축 작용에 의해 혈액의 정맥 수송이 이루어진다는 것이다.

그로뮤와 혈액 순환

혈액 순환의 원동력을 모세혈관망 흡수에 있다고 보는 이들은 모두 소동맥에서 모세혈관을 거치지 않고 소정맥으로 연결되어 있는 '제3의 혈관' 인 그로뮤(그림 참조)의 존재를 인정하고 있다.

모세혈관이 수축될 경우에는 인체의 대생명 작용에 의해 평소에는 막에 의해 닫혀 있는 제3의 혈관인 그로뮤가 열려 소동맥 내의 혈액이 바로 소정맥으로 빠져나가기 때문에 혈액 순환이 조절되어 심장 쇼크가 일어나지 않는다.

찬물에 넣은 손도 조금 지나면 그로뮤를 통과한 혈액의 온도로 인해 피부의 온도가 차츰 상승된다는 것이며, 모세혈관

의 수축이 풀리고 정상이 되면 그로뮤는 다시 닫히게 된다고 한다.

그러나 그로뮤가 감소되고 기능이 약화된 사람, 특히 노인들의 경우에는 모세혈관이 급격히 수축되었을 때 갈 곳 없는 동맥혈이 부풀어 터질 수밖에 없다는 것이다.

머리 속에서 터지면 그것이 바로 뇌출혈이다. 즉, 그로뮤야말로 혈액 순환의 가장 중요한 조절자라는 것이다.

바이파스라고도 하는 그로뮤란 일반적으로 생후 2~3개월이 지나 형성되기 시작하여 20세 무렵에 완성된다고 한다.

40세까지는 어느 정도 현상 유지를 하다 40세 이후에는 급격히 감소되나, 사람에 따라서는 100세 남짓까지도 존속된다는 것이다.

그로뮤를 강화하는 가장 좋은 방법으로는 냉·온욕과 자연식을 들고 있다.

한편 이 그로뮤는 인체의 모세혈관 1개에 1개씩 있어, 전체 모세혈관의 70%인 35억 여 가닥이 있는 팔다리가 혈액순환에서 매우 중요한 역할을 수행함을 알 수 있다.

정맥혈의 귀로 과정 관리

물이 위에서 아래로 흐르는 것은 중력에 의한 자연의 법칙이며, 우리의 피도 기본적으로 이러한 중력의 법칙에 지배됨은 물론이다.

따라서 직립 보행하는 인간이 다리 아래로 내려간 피를 심장으로 되돌리는 데는 많은 부담이 따를 수밖에 없다.

그러므로 노폐물과 탄산가스를 함유한 정맥혈이 어떻게 심장으로 들어와 맑은 피로 바뀌느냐 하는 귀로 과정에 대한 관리가 매우 중요하게 대두된다.

사실 심장의 펌프 작용에 의해 혈액 순환이 시발된다는 것은 분명한 사실이나 수요자가 있어야 공급자도 물건을 계속 생산해 내듯이 혈액의 수요자인 세포가 별 필요성을 못 느끼게 될 때, 심장 또한 게을러질 수밖에 없을 것이며, 이는 결국 심장의 쇠약으로 귀결된다고 보아야 할 것이다.

이 점에서 모세혈관망 흡수설 주장자들이 제시하는 논리는 충분히 경청할 만한 가치가 있다고 생각된다.

피를 잘 순화시키기 위해서는 공급자인 심장이 싫어하는 담배나 과음 등을 피하고, 수요자인 세포의 생명 활동을 강화하는 방안을 모색하는 등 양쪽 모두를 잘 관리하는 데 있다고 할 수 있다.

아울러 다리의 근육 등을 강건하게 하는 운동과 모세혈관에 진공 현상이 많이 생기게 하는 운동을 꾸준히 하면서, 중력을 반대로 받게 하는 자세를 자주 취할 때, 심장의 부담이 줄어들면서 혈액 순환은 좋아 질 수밖에 없다.

여기서 세포의 생명 활동을 강화하는 대표적인 인자가 바로 운동이며 자연식이다.

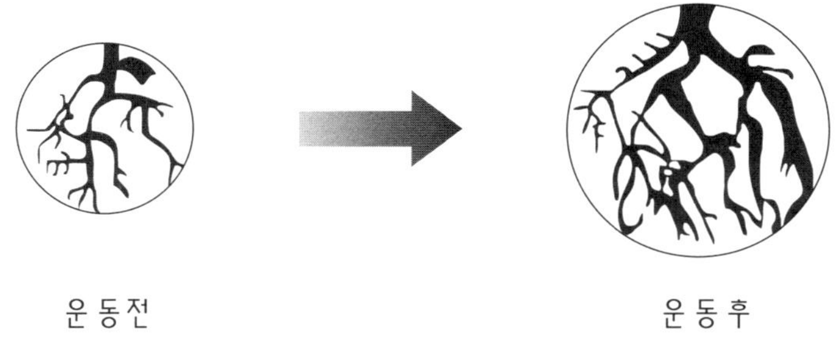

모세혈관의 변화

따라서 심장이 나쁘다, 쇠약해져 있다 할 때는 강심제를 생각하고 절대 안정만을 찾을 것이 아니라, 운동과 음식 습관을 가장 먼저 떠올리면서 반성하는 자세가 필요하다고 본다. 운동을 하지 않을 때는 혈액 순환이 1/10로 감소된다.

운동을 하게 되면 몸 전체의 생리적 기능이 총동원됨으로써 신체 각 부분(세포)이 양질의 산소와 영양소를 원하게 되고 모세혈관의 혈액 흡수력이 강화되어 혈관이 확장된다.

한편으로는 근육의 발달로 정맥의 수축 작용 또한 강화되어 정맥혈이 심장으로 쉽게 흘러 들어갈 수 있게 한다. 그리하여 전체적으로 혈액 순환이 촉진되는 것이다.

이 점에서 일찍이 라마르크가 주장한 것으로, 쓰지 않은 몸의 부분(기관)은 퇴화되고 사라져가는 반면에 자주 사용하는 기관은 더욱 진화ㆍ발전된다는 '용불용설'은 고전적 진화 이론

뿐만 아니라 운동과 관련하여 더욱 의미를 가진다 할 것이다.

모관 운동

모관 운동이란 '모세관현상발현운동' 의 준말로써 혈액 순환의 원동력이 모세혈관망 흡수설에 있다는 입장에서 주창된 운동법이다.

〈그림〉과 같이 발끝을 앞으로 당기면서 손과 발을 동시에 1분 정도 떤다. 기상과 취침시에 하되, 수시로 하면 더 좋다. 이 운동은 심장병 특효 운동이라 불릴만 하다.

운동을 하게 되면 우리 몸 전체 모세혈관의 70%인 약 35억 마디가 분포되어 있는 손과 발이 동시에 자극을 받으면서 소동맥과 모세혈관, 모세혈관과 소정맥 사이에 각각 일시적인 진공으로 인한 모세관 현상이 발현되어 혈액 순환이 촉진된다.

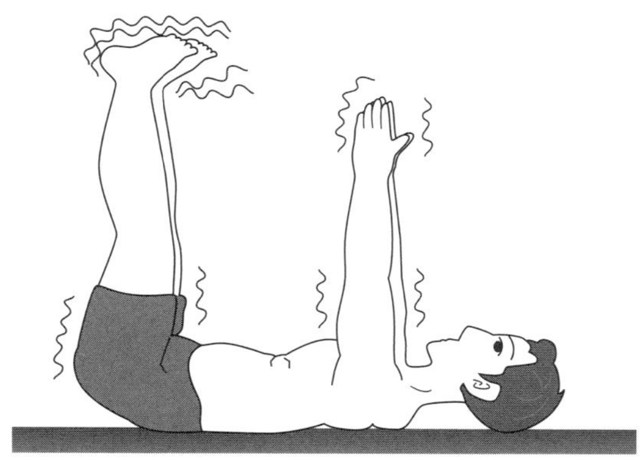

모관 운동

중력의 작용에 의해서도 정맥혈의 순환이 좋아 진다.

정맥혈의 수송은 정맥의 수축 작용과 정맥의 혈액 역류 방지판에 의해 이루어지는 것이므로 결국 다리 부위의 정맥 수축 작용 상태야말로 혈액 순환의 가장 큰 변수라 할 수 있다.

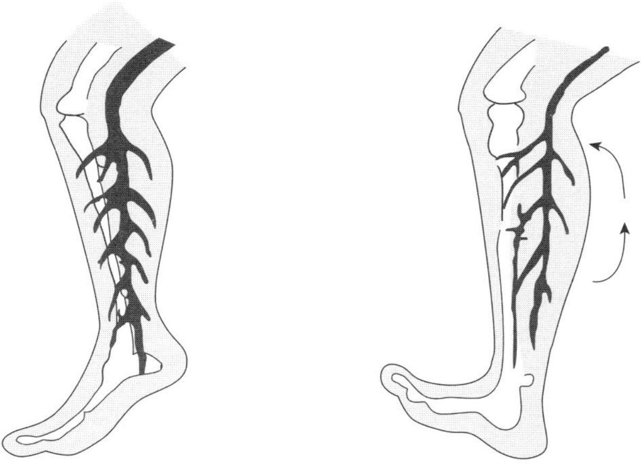

발끝 서기(좌) : 발끝으로 서면 동맥이 확장되어 혈액이 아래로 흐르기가 쉬워진다.
발끝 당기기(우) : 뒤꿈치를 힘껏 밟으면 정맥의 수축작용이 좋아지면서 혈액이 위로 쉽게 흐른다.

대부분의 사람들이 다리와 발을 온종일 혹사시키고도 저녁에는 나몰라라하고 그냥 잠자리에 드는 경우가 허다한데, 다리와 발에 쌓여 있는 탁한 피야말로 만병의 근원이 되는 것이다.

이야기 한마디 : 청장년 급사증후군

필자가 경찰서 형사과장으로 근무할 때 평소 건강하다는 소리를 듣던 건장한 청년들이 밤새 사망하는 경우를 많이 목격한 바 있다.

부검 의사의 진단에 의하면 하나같이 사인(死因)을 알 수 없는 원인 불명의 내인성 급사, 즉 청장년 급사증후군(Sudden Manhood Death Syndrome)이라는 것이다.

이러한 현상은 대체로 건장하고 체격의 발달이나 영양 상태가 양호하며 근육질로 비만하지 않는 사람, 즉 10대 후반에서 40대 정도 사이의 청장년에서 많이 발생한다고 한다.

또한 발병에서 사망까지의 과정을 봐도 대개 아무런 불편이나 증상을 보이지 않고 잠자리에 든 후 이상한 신음 소리를 내어 깨어 보니 이미 의식을 잃고 사망하였다는 식이다.

불교에서 강조한 인과응보의 가르침은 언제 어느 때나 변함없는 진리다. 현대 의학에서 명확한 사인(死因)을 밝히지 못한다고 하더라도 결코 원인 그 자체가 없는 것이 아님은 명백하다.

청장년 급사증후군이란 결국 정맥혈을 제대로 관리하지 못한 데서 기인한 혈액 순환의 장애가 결정적 원인이 된다.

이점에서 취침 전 정맥혈 순환을 돕는 생활 습관, 즉 사소하지만 손, 발을 씻는 데서부터 시작하여 반신욕이나 각탕 그리고 전술한 모관운동을 꾸준히 실천하여 그날 중에 쌓인 손발의 독혈(毒血)은 그날 중으로 정화(淨化)한다는 습관을 가지는 것이야말로 이러한 불의의 사고를 방지하는 최선의 방책이라고 본다.

걷기

먼저 맨손 체조 등으로 몸을 충분히 푼다. 특히 어깨, 무릎, 발목 등 관절 부위를 5분 이상 스트레칭 해야 한다. 이는 모든 운동에 해당된다.

걸을 때는 똑바로 허리를 펴고 가슴과 어깨를 당당히 하여 팔을 힘차게 흔드는 것이 중요하며, 발뒤꿈치가 먼저 땅에 닿고 나서 앞꿈치 쪽으로 중심을 이동하는 것이 효과가 크다.

이때 보폭을 넓게 걷는 것이 중요하다. 보폭을 넓게 할수록, 즉 한걸음이 1m가 넘도록 하여 걸을 때 다리로 연결되어 있는 신장, 방광 등의 근육군을 늘려주며, 골반, 고관절, 요추 등에 균형을 가져다주는 것이다. 한 번에 40분 이상 걷도록 한다.

달리기

달리기는 신(神)이 내린 최대의 선물이라고 지칭될 정도르 그 효과를 인정받고 있는 운동법이다. 걷기와 뛰기를 반복하며 한번에 15~30분씩 하되, 숨이 헉헉 찰 때의 60% 수준으로 맥박수가 유지되게 하는 것이 좋다.

또한 체중의 3배나 가해지는 하중을 줄이기 위해 몸은 지면과 수직 상태를 유지하는 것이 이상적이다. 즉, 시선은 100m 전방을 주시하면서 가슴은 펴고 엉덩이는 앞쪽으로 민다. 허리는 곧추 세우고 배는 등쪽으로 당겨 무게 중심이 가슴 쪽으로 쏠리게 한다.

발은 걸을 때와 비슷한 정도로 들면 되고 두 발끝은 달리는 방향과 평행을 이루도록 한다.

한마디로 발과 무릎, 하체로 달리는 것이 아니라 허리와 몸체로 달린다는 의식의 전환이 필요한 것이다. 그리고 달리기 코스는 3~4개 정해놓고 순회하는 것이 단조로움을 피할 수 있어 좋다.

등산

운동의 왕이다. 그러나 꾸불꾸불한 산행 중에 자칫하면 신체의 균형을 상실할 수 있으므로 항상 유의해야 한다. 또한 적당한 무게의 배낭을 지는 것이 허리를 보호해 주면서 단전에 힘을 주는 효과를 가져오므로 유익하다.

산행시에는 반드시 물, 비타민 C(오이 등), 염분(죽염이나 볶은 깨소금)을 준비하여 땀 흘린 후 보충하여야 한다. 당뇨병 환자는 여기에 사탕이나 캬라멜 등 당분을 추가 준비한다.

제2장 「공기」 편에서 언급한 바 있지만 산은 에너지의 충전소다. 누구나 산을 가까이 하여야 한다. 산행시에는 호흡과 속도를 일정하게 유지시키는 것이 좋다.

물구나무서기

물구나무서기 운동은 일찍이 도교에서 두좌법(頭坐法)이라 하여 심신 수양의 방법으로 중시되어 온 것이다.

또한 인도에서 유래된 요가에서도 '요가 체조의 왕'이라 지칭될 정도로 건강·치병의 효과를 널리 인정받은 생활 건강법 중의 하나다.

특히 가장 많은 혈액과 산소가 요구되는 뇌와 머리 부분에 혈액 공급이 원활하지 못할 때 일어나기 쉬운 고혈압이나 뇌경색 등의 각종 현대 질환을 예방하는 효과가 큰 운동법이다.

다만 물구나무서기 과정에서 머리와 목 부위에 과도한 부담을 줄 우려가 있으므로, 벽에 기댄 채 하거나 운동기구를 활용하는 것이 좋다.

운동을 마칠 때는 단정하게 선 자세로 호흡을 조절하면서, 머릿속 구석 구석까지 피가 전달되고 끼어 있던 노폐물이 모두 씻겨 내려온다는 상상을 하면 더욱 큰 효과를 얻을 수 있다.

그러나 이 물구나무서기는 노약자나 고혈압 환자, 척추 부위가 건강하지 못한 사람은 피하는 것이 좋다.

스쿼트

스쿼트 운동이란 간단히 말해서 조금 특별하게 앉았다 일어서기를 반복하는 형태의 운동을 말한다.

스쿼트 예찬론자들은 스쿼트를 '운동의 왕(King of Exercise)이라 부르는데 주저하지 않는다.

허벅지와 엉덩이 및 복부의 근육을 발달시키는 데 최고의 효과를 가져 온다는 이유에서다.

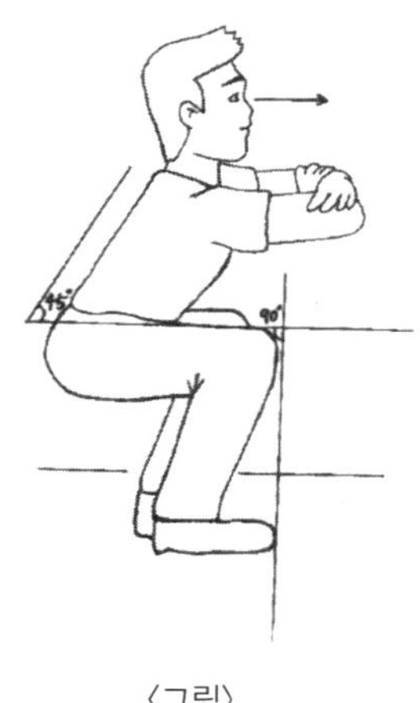

〈그림〉

● 다리는 어깨 넓이만큼 벌리고
　허리를 편 채 정면을 응시한다.
● 팔은 앞으로 쭈욱 뻗어도 좋고
　〈그림〉과 같이 상호 겹쳐도 좋다.
　몸의 균형만 잡으면 된다.
● 허리기울기 즉 척추각도는 45도
　정도를 유지한 채 내려간다.
● 〈그림〉과 같이 거의 주저앉다
　시피한 자세에서 2-3초 정도 멈
　춘 후 허벅지근력으로 일어난다.
　물론 이 때도 허리각도는 그대로 유지한다.
● 한 번 내려갔다 일어서는 것이 한 동작이다.
● 주의사항으로는 무릎은 발끝을 넘어가서는 안 된다는 것이
　다. 넘어 갈 경우에는 운동효과가 반감되기 때문이다.
● 호흡은 처음 시작할 때 편안히 서서 숨을 들이쉰 다음 내려

가고, 일어서면서 숨을 뱉음으로써 한 동작을 끝내는 것이 일반적인 정석이다.

하지만 필자는 복식호흡을 원용하여 조금 다르게 실행하고 있다.

- 먼저 숨을 서서히 뱉으면서 배꼽을 등쪽으로 끌어당기며 내려간다. 복부에 힘을 주는 셈이다.
- 올라갈 때는 숨을 들이 쉬면서 배를 불려가는 식이다.

중요한 것은 자신에게 맞는 호흡법을 선택하되, 그 호흡은 항상 일관성이 있어야하고 자연스럽게 이루어져야 한다는 것이다.

전문가들은 스쿼트를 하루에 100~200회 이상 꾸준히 하기를 권유하고 있다. 이 운동은 몸에 필요한 비상식량을 가장 많이 비축할 수 있는 허벅지 근력을 강화시키는 데 최고의 운동이 아닐까 생각된다.

특히 스쿼트는 장타를 꿈꾸거나 핸디를 낮추려는 골퍼들에게 매우 유익한 운동으로 알려져 있다.

⸭ 척추 중심 사지 균형운동

척추는 인체의 기둥이다

척추가 균형을 이루어야 한다는 것은 모든 운동에 있어서 대원칙이요, 대전제다.

기둥이 제대로 짜여지지 않은 집은 이미 무너지고 있거나 조만간 무너질 집이라고 볼 수 있듯이, 사람 또한 척추에 조금이라도 이상 징후가 나타나면 건강의 적신호임을 자각해야 하고, 대처하는 자세를 가져야 한다.

대나무 속처럼 비어 있는 각 척추의 중앙 내부에는 약 46cm 정도의 중추 신경인 척수(脊髓)가 자리 잡고 있어서, 뇌와 말초 신경 사이의 수백 가지나 되는 자극 전달과 반사 기능을 맡고 있다.

따라서 심한 충격이나 잘못된 자세로 인해 척추가 뒤틀려 척추신경근을 압박하게 되면 신경 기능이 약해지면서 각 신경과 연결되는 장기에 장애가 초래되고 각종 질병이 나타 난다.

죽은 지 오래되어 유골밖에 없어도 척추의 상태만 보게 되면 생시에 어떤 질병을 앓았었는지 알 수 있다는 말은 이 점에서 수긍되는 이야기다.

원래부터 인간은 척추를 중심으로 하여 좌우 대칭을 이루고 있으며 〈그림〉에서 보는 바와 같이 경추와 요추 부위가 약간 들어가고 흉추와 천골 부위가 약간 나온 완만한 S자형을

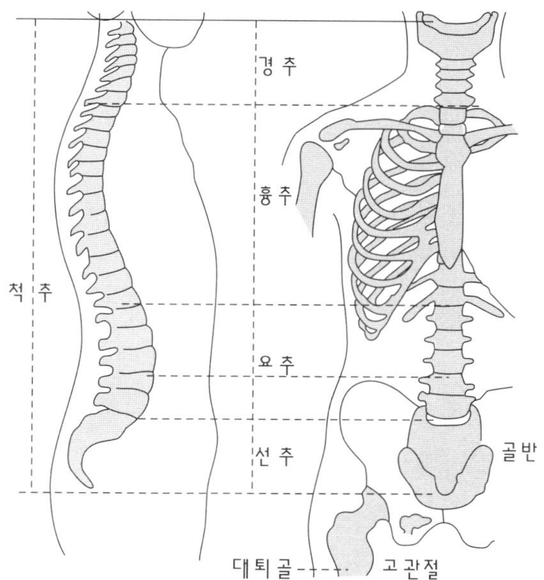

이루고 있다.

　이와 같이 인간의 척추가 완만한 S자형을 이루고 있는 것은, 인간이 직립 보행을 하게 되면서 맞닥뜨린 머리 무게의 직접적인 충격을 최대한 완화시키기 위한 인체 공학적인 변형으로 인정되고 있다.

　그러나 일상의 행동에서 왼쪽이나 오른쪽 또는 앞쪽이나 뒤쪽 등 어느 한 쪽에 치우치는 움직임을 거의 무의식적으로 반복하고 있어서, 모든 사람의 척추는 정도의 차이는 있을망정 무리한 힘을 받고 있기는 마찬가지다.

　즉, 나쁜 앉은 자세, 무리한 운동, 직업적으로 특수한 부위만을 장기간 사용할 경우 척추의 균형이 깨지기 쉬운 것이다.

특히 비만인 사람의 경우에는 배 근육이 늘어져 있기 때문에 무게를 지탱하기 위해서는 상대적으로 허리 근육의 부담이 더욱 커져서 쉽게 척추(요추)가 손상되는 것이다.

한편 많이 움직이는 대퇴골두와 움직이지 않은 골반뼈를 이어주는 관절이 고관절(그림 참조)이다.

대퇴골은 하체의 시작으로써 인체의 전반적인 균형 유지와 체중 지탱이라는 중요한 역할을 하므로 고관절의 뒤틀림은 몸 전체에 악영향을 주면서 연차적으로 골반과 척추를 비틀리게 하여 만병을 유발시킨다는 것이다.

또한 고관절의 뒤틀림은 필연적으로 양쪽 다리의 길이가 달라지게 하는데, 구두의 뒷굽이 상대적으로 많이 닳아진 쪽의 발이 더 길다고 보면 된다.

고관절을 교정하여 만병을 치유하는 여러 요법이 등장하는 것은 필연적인 상황이며 날이 갈수록 그 중요성이 더 크게 인식되리라 본다.

따라서 어떤 자세든 어떤 운동이든 간에 고관절이 뒤틀리지 않게 하여야 하며, 자칫 척추의 균형이 깨진 무리한 운동은 얻는 것보다 잃는 것이 훨씬 많아지게 되는 결과를 초래할 수 있는 것이다.

온몸 굴신(屈伸)운동

온몸 굴신운동이란 문자 그대로 온몸을 굽히고 펴는 동작을 반복하는 운동이다. 한마디로 온몸 구르기 운동이라 보면 된다.

이 온몸 굴신운동은 전신의 근육을 부드럽게 풀어주는 한편 고관절의 뒤틀림을 교정하여 척추를 바로잡아 주는 효과가 있다.

먼저 깍지낀 손으로 무릎을 감싸고서 턱이 가슴에 닿을 정도로 바짝 당긴 후, 자연스럽게 몸을 뒤로 눕히면서 다리를 곧게 뻗어 넘긴다.

즉, 〈그림〉의 동작을 연속적으로 반복하는 것이다. 이 운동은 특히 취침 전이나 기상시에 하는 것이 좋으며, 몸이 굳어 제대로 구르지 못하는 사람에게 더 필요한 운동이다.

금붕어 운동

고기가 헤엄칠 때 꼬리 부위와 머리가 따로 노는 것 같지만, 사실은 꼬리 부위와 머리 부위는 몸통을 중심으로 하여 같은 방향으로 구부러지는 것이다.

금붕어운동은 바로 이 물고기들이 헤엄치는 모습을 본떠 개발된 것으로, 등뼈의 좌우 이상을 교정하고 척추 신경에 대한 압박이나 말초 신경의 마비를 제거해 주는 정평 있는 운동으로 알려져 있다.

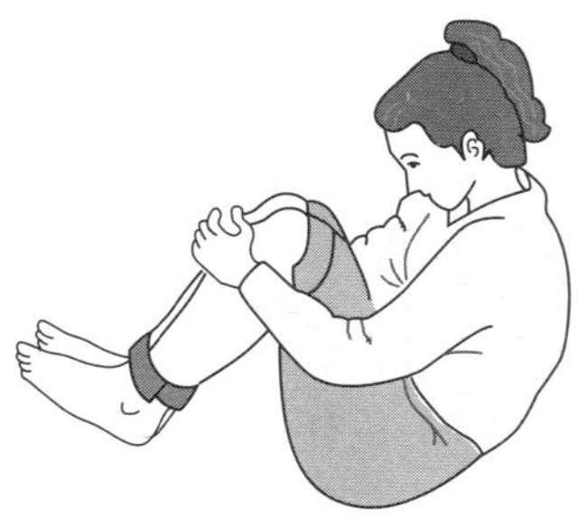

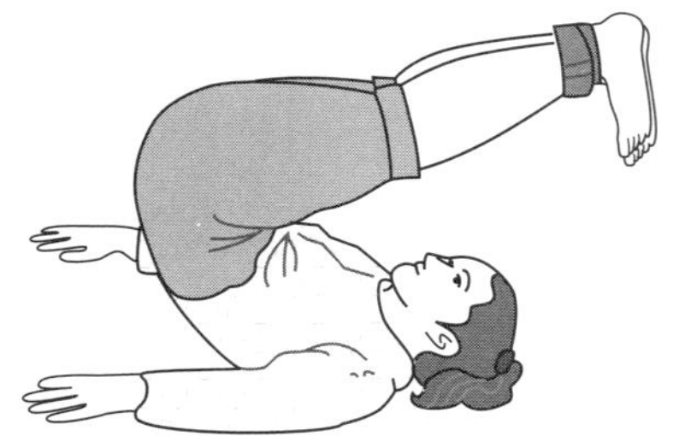

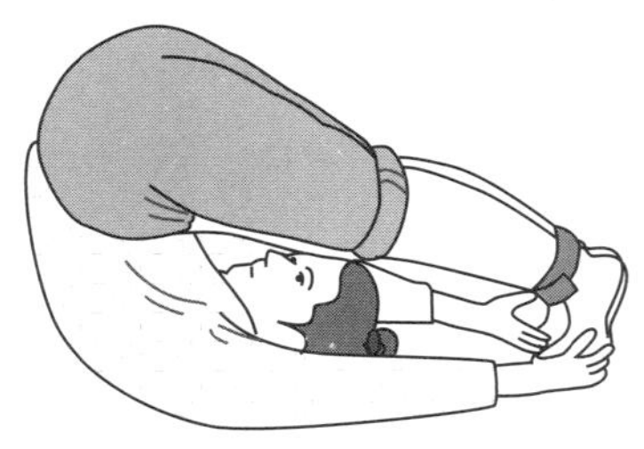

온몸 굴신운동

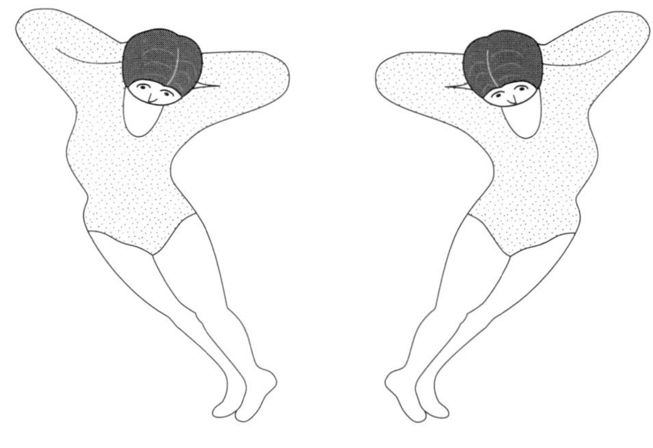

금붕어운동

　이 운동의 방법은 위의 〈그림〉에서 보는 바와 같다. 먼저 평평한 곳에 반듯하게 누운 다음, 두 손은 목 뒤로 깍지를 낀다. 이때 가능하면 발끝은 무릎쪽으로 바짝 당기는 것이 좋다.

　그리고는 물고기가 헤엄치는 것과 같이 짧게 빠른 속도로 그림의 동작을 반복하는 것이다. 최소한 아침과 저녁으로 1~3분씩 각 2회 정도 하는 것이 좋다.

합장합척운동

두 손바닥과, 두 발바닥을 밀착시킨 채 반드시 누워서 밀착된 손과 발을 함께 구부렸다 폈다 하는 운동법이다. 개구리가 뛰는 모습이라고 하여 개구리운동이라고도 한다.

〈그림〉의 동작을 반복하는 것으로 구부릴 때에는 발은 되도록 붙이고 무릎도 되도록 최대한 벌리도록 하는 것이 중요하다. 하루 50~100회 정도 실시하며, 끝낼 때에는 구부린 합장합척 자세에서 2~3분 정도 조용히 명상에 잠기는 것이 좋다.

이 합장합척법도 온몸 굴신운동과 같이 이탈된 고관절을 바로잡아 주는 역할을 하는 운동법이다.

한편 이 운동은 고관절의 이상을 교정할 뿐만 아니라 골반

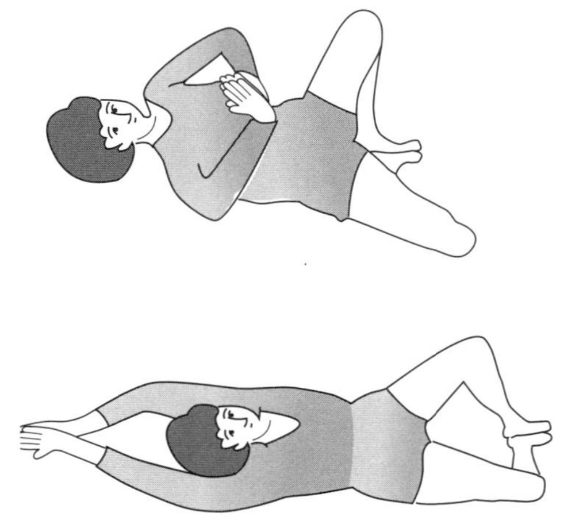

합장합척운동

을 교정하고 자궁의 위치 이상을 고쳐주면서 태아의 위치를 바로하기 때문에 순산을 보장하는 임산부 필수 운동으로써의 명성도 함께 가지고 있는 좋은 운동법이다.

경사진 윗몸일으키기대 등 활용 운동

인간이 직립 보행을 함으로써 만물의 영장이 되는 대가로 척추는 항상 물리적인 압박을 받을 수밖에 없고 짐승에서는 보기 어려운 각종 척추관련 질병이 인간에게서는 자연스럽게 나타난다.

따라서 평소 눌려있는 척추를 펴주는 운동이 필요한 것이며 전술한 물구나무서기가 대표적이라 하겠다.

그러나 물구나무서기는 허리가 좋지 않은 사람에게는 자칫하면 무리한 부담이 가해질 수도 있으므로 30~40도 정도 경사진 윗몸일으키기대를 활용하는 것이 유익하다. 거꾸로 그저 가만히 있기만 하여도 척추를 펴주는 효과가 있기 때문이다.

다음으로 철봉을 이용하여 턱걸이를 하거나 매달려만 있어도 척추를 펴주는 효과가 있다. 철봉 활용은 척추 균형운동인 동시에 상체 근력운동이 되므로 적극 권하고 싶다.

수면 중 자연 척추 교정

인생의 1/3은 잠자면서 보낸다. 올바른 수면문화 정착이 건강의 핵심인 이유가 여기에 있는 것이다.

경침(哽枕)

고침단명(高枕短命)이라는 말이 있듯이 높은 베개는 건강에 좋지 않다.

그리고 특히 솜을 넣은 따뜻한 베개는 건강의 기본 원리인 두한족열(頭寒足熱 : 머리는 차고 발바닥은 따뜻해야 한다)이나 수승화강(水昇·火降)의 원리에 정면으로 배치되는 것이다.

베개 중에 최상품으로 꼽히면서 건강에도 유익한 것은 통나무를 반으로 쪼갠 크기의 경침이다.

이 경침을 목 부위에 베고 자면 경추에 알맞은 자극이 주어지면서 경추의 바른 배열을 유도하는 한편 머리를 시원한 상태로 유지시켜 주기 때문에 건강에 유익하다.

평평한 침상(평상)

우리나라는 원래부터 온돌 문화이기 때문에 예로부터 평평한 침상을 사용해 왔다고 볼 수 있다.

그러던 것이 최근 들어 침대의 급속한 보급 추세와 함께 침대 제조회사마다 '……인체공학' 운운하며 자사 제품의 우수성을 선전하는 통에 마치 침대 없이는 건강과 안락함을 담보받을 수 없는 분위기다.

그러나 부드러운 침상보다 딱딱한 침상이 건강에 더 좋다는 것은 2가지를 다 사용해 본 사람이면 누구나 인정하는 사실이다.

물론 침대 문화 역시 나름의 장점을 지니고 있다. 따라서 널빤지를 구입하여 침대 위에 깐 다음(온돌과 같이 된 상태), 얇은 요를 깔고 생활한다면 침대와 온돌의 장점을 모두 누릴 수 있을 것이다.

최근 들어 흙과 돌을 이용하여 온돌과 침대의 장점을 되살린 좋은 침대가 보급되고 있다는 사실은 반가운 일이다.

오랫동안 푹신한 요에 익숙해 있는 사람이나 등뼈가 많이 굽은 사람 등, 등뼈 부위에 이상이 있는 사람일수록 처음 얼마간은 등과 허리가 아프고 잠자리도 불편하겠지만, 차차 습관이 되면 평평한 침대가 주는 상쾌감을 느끼게 된다.

반듯이 누워 잘 때는 체중의 30%가 허리에 가해지지만 옆으로 누워 자면 체중의 60%가 허리에 가해진다는 사실을 우념해야 한다.

따라서 특히 어깨와 목이 뻐근하고 등과 허리가 아픈 증상이 심한 사람들은 우선적으로 경침과 평평한 침상을 사용할 것을 권한다.

다리 묶고 잠자기

평상과 경침을 사용한다고 해도 수면 중에는 지금까지 몸에 밴 나쁜 습관 때문에 몸부림을 치거나 나쁜 자세로 잠자는 문제가 생길 수 있다.

최근 이러한 문제를 해결하고 평상에서의 척추 자연치유 효과를 높이기 위해, 다리를 적당한 끈으로 묶은 채 잠자는 법이 개발되어 있다.

연구자에 따라 발목, 무릎 아래, 무릎 위 또는 허벅지 등 3~4군데를 묶고 자는 것이 좋다고 주장하고 있으나[*] 보통 사람의 경우에는 발목과 무릎 위 등 두 군데만 묶는 것이 간편하면서도 효과 또한 차이가 없다고 본다.

다리를 묶는 이유는 한마디로 사람들은 낮 동안 습관화된 나쁜 자세로 인해 고관절이 정도의 차이는 있어도 누구나 비틀어져 있기 때문이다. 이에 따라 잠을 잘 때도 나쁜 각도를 유지해야 편하게 되어 무의식적으로 계속 나쁜 자세를 유지하려는 경향이 강하다는 것이다.

따라서 발목, 무릎 위 등을 묶고 자게 되면 얼마간 고통은 뒤따르지만 고관절의 각도가 바로 잡혀서 척추가 균형을 이루게 되고, 각종 질병이 치유된다는 것이다.

끈은 적당히 선택하면 되나 의료기 상사 등에서 판매하는 벨트 등이 사용하기 편리하다.

---

[*] 정이조, 《기적의 치병운동》, 길터

:: 최대 산소 호흡운동

산소 없이 인간은 과연 얼마나 버틸 수 있을까? 산소는 우리 몸에 3분간만 공급되지 않아도 생명 활동이 중단되어 버리는 가장 중요한 생명 요소다.

이러한 산소는 우리 체내에서 기체 상태로 돌아다니는 것이 아니고 피에 녹아 모든 세포로 공급된다. 용존산소가 있는 생수나 음식을 통해 얼마간 공급되는 것 외에는 대부분 호흡을 통해 공급된다.

따라서 어떻게 하면 보다 많은 산소를 받아들이면서 탄산가스 등의 독가스를 내보낼 수 있느냐에 대한 관심은 지극히 당연하다.

복식 호흡

복식 호흡이란 문자 그대로 배로 호흡하는 방법을 말한다. 배에 코가 있다고 상상하면서 배를 등쪽으로 끌어당기면서 숨을 뱉고, 숨을 들이쉬면서 배를 충분히 불리는 호흡을 반복하는 것이다.

호흡은 폐 단독의 흡수 능력에 의해 이루어지는 것이 아니다. 실제로 폐 자체는 공기를 흡인하는 능력이 없으며, 폐를 감싸고 있는 횡격막과 늑간근이 움직여서, 흉곽이 수축 확대됨에 따라 이루어지는 것이다.

쉽게 말하면 횡격막의 피스톤 작용에 의해 외부 공기가 스폰지 같은 폐 조직 속으로 빨려 들어왔다 나갔다 하는 것으로 보면 된다.

즉, 숨을 들이쉴 때 횡격막이 수축 하강하고 내쉴 때 횡격막이 이완 상승하는 것이다. 과식을 하면 헉헉거리게 되는 이유가 여기에 있다. 위가 횡격막을 압박하여 숨을 제대로 쉬지 못하게 되는 때문이다.

이런 점에서 횡격막의 움직임을 크게 하는 복식 호흡은 산소를 최대한 마실 수 있게 하는 좋은 호흡법임을 이해하게 된다.

만년필에 잉크를 넣을 때 잉크주머니를 힘껏 눌러 속에 있는 공기를 많이 빼낼수록 더 많은 잉크를 빨아들일 수 있듯이 호흡도 마찬가지다.

먼저 속에 있는 공기를 모조리 뱉어내는 기분으로 배를 최대한 등 쪽으로 당기면서 숨을 길게 뱉어낸다. 물론 이때 아랫배에 힘을 주면서 숨을 뱉되, 양 손바닥으로 배를 힘껏 끌어당김으로써 결과적으로는 배가 들어가게 하는 것이다.

숨을 최대한 뱉어내고 나면 들숨은 저절로 이루어지기 때문에 신경 쓸 필요가 없다. 사실 '흡호'가 아니고 '호흡'이라는 말도 뱉는 것을 먼저 강조한 의미가 있다고 생각된다.

그러므로 일상생활에서 호흡할 때는 습관적으로 배를 끌어당기면서 숨을 뱉어내고 배를 불리면서 숨을 들이쉬는 복식 호흡을 실행한다면 더없이 유익하다 하겠다.

단전호흡

단전이란 보통 배꼽 아래 4~5cm쯤에 위치한 기해혈 부위(하단전)를 일컬으며, 기(생체에너지)가 모이는 장소로 설명되고 있다.

단전호흡은 복식 호흡과 같이 아랫배로 하는 호흡이라는 측면에서 비슷한 점이 있지만 단전 부위에 단(丹), 즉 생체에너지를 작용시키는 호흡법이라는 차원에서 전혀 다른 호흡법이라 할 수 있다.

또한 단전호흡이 기를 하단전에 축적하는 과정, 소위 축기(蓄氣)에 치중된 호흡인 반면, 기공(氣功)이란 축적된 기를 각 경락으로 유통시키는 행공법이 중심을 이루는 것으로 단전호흡은 그 일부분에 불과하다는 점에서 차이가 있다.

이 단전호흡과 기공에 대해 관심 있는 분들은 관련 책을 통해 기초를 잡는 것도 필요하겠지만 유파에 따라 독특한 수련법이 제시되고 있으므로, 좋은 지도자를 직접 만나 열심히 수련하는 것이 무엇보다도 중요하다.

단전호흡은 잘못 수련하면 주화입마(走火入魔)에 빠져 오히려 건강을 크게 해칠 수 있기 때문이다.

유산소 운동

어떤 운동이든 정도의 차이는 있지만 산소가 소요된다.

따라서 유산소 운동이란 인체의 남아도는 지방질을 태워 버릴 수 있는, 상대적으로 많은 양의 산소가 필요해지는 운동이라 할 것이다.

역기나 아령 등을 근육 운동이라 한다면 걷기, 달리기, 등산, 수영, 테니스 등 지구력과 관계되는 모든 운동이 유산소 운동이다.

유산소 운동을 하게 되면 호흡이 빨라져 폐에서 핏속으로 보다 많은 산소가 공급된다. 이 산소를 사용해 근육에 저장된 글리코겐이나 피하 지방을 원료로 에너지를 생산, 운동을 계속할 수 있게 된다.

또한 체내에 산소를 집어넣는 능력이 높아져 고효율의 에너지를 만들어 낼 수 있으며, 심폐 기능 등 인체 각 부분의 활동성이 좋아진다.

그러나 운동이 부족할 때는 섭취한 영양분에 의해 핏속으로 칼슘(Ca)은 들어가도 뼈로는 들어가지 않고 콩팥으로 바로 나가기 때문에 엉뚱한 신장결석이 생기기도 하는 것이다.

운동 연구가들에 의하면 산소를 가장 많이 마시는 운동 상태는 1분간 맥박수가 170−자기 나이±5가 될 때라고 한다. 예를 들면 40세의 경우 1분간 맥박수가 170−40±5=125∼135가 될 때 가장 산소를 많이 마신다는 것이다.

유산소 운동의 기준치는 물론 나름대로 의미가 있지만 최대한 운동을 하되 몸에 무리가 된다 싶을 때는 즉시 정도를 낮추고 나름대로 조절해 나가는 지혜가 필요하다 하겠다.

한편 비만은 척추에 부담을 줄 뿐만 아니라 심장 질환 등 각종 성인병에 걸릴 확률을 높게 한다는 것이 의학계의 정설이다.

미 의학협회에서는 여기에 한술 더 떠 WHR(허리둘레÷엉덩이둘레)이 0.88 이상인 사람은 0.72 이하인 사람보다 심장질환을 겪을 위험이 3배로 나타난 연구 결과를 발표하면서, 체중이나 비만 여부와 상관없이 허리가 굵으면 심장 질환에 걸릴 위험이 높다고 결론내리고 있다.[*]

따라서 똑바로 서서 바닥을 볼 때 자기 발가락이 잘 보이지 않는 사람들은 특단의 각오로 건강관리에 임해야 한다.

춘향전에 보면 춘향의 날씬한 몸매를 "석양에 물찬제비 갈다"고 묘사한 대목이 있다.

석양에 물찬제비는 못 된다 하더라도 남녀를 불문하고 누구든 몸매를 관리하는 것이 바로 건강을 유지하는 첩경이라는 사실을 인식해야 한다.

평소에 저지방 식품을 섭취하면서 유산소 운동을 꾸준히 해야 할 당위성이 바로 여기에 있다 할 것이다.

---

[*] 세계일보, 1998. 12. 8

∷ 노폐물 완전 배출운동

땀흘리는 운동과 목욕법

인체의 신진대사 결과 생성되는 각종 독이 인체의 여러 과정을 통해 어떻게 배출되는가는 제2장에서 이미 논의한 바 있다.

- 피부 → 땀으로
- 콩팥(신장) → 소변으로
- 폐 → 호흡으로
- 소장, 대장 → 대변으로
- ※ 200만여 개 되는 땀구멍은 제2의 신장

따라서 운동을 통해 독을 배출하기 위해서는 두 가지 조건이 충족되어야 한다. 먼저 땀을 흘려야하고, 대?소변의 배설작용이 촉진·강화되어야 한다는 것이다.

땀을 흘리는 운동이란 결국 최대 산소 호흡 운동, 즉 유산소 운동과 맥을 같이하는 것이다.

우리 몸의 땀구멍은 대략 200만 개로 추정되고 있으며, 하나하나가 모두 모세혈관과 연결되어 있어 체내의 독을 걸러내는 것이다.

따라서 땀구멍을 제대로 활용한다면 200만 개의 신장을 가동하는 것과 같은 결과가 되기 때문에, 신장이 약하거나 각종 독에 얼룩져 있는 사람들에게는 땀의 배출을 통한 제독 방법이 가장 효과적이라 할 수 있다.

특히 오늘날 공해 시대에 침투되기 쉬운 각종 중금속은 피하지방 깊숙이 쌓여지기 때문에 소변으로는 걸러낼 수 없다. 오직 운동을 통한 땀으로만 배출할 수 있는 것이다.

거듭 강조하지만 땀을 흘린 다음에는 반드시 땀으로 빠져나간 수분 및 염분과 비타민 C를 최소한 2시간 내에는 보충해 주도록 한다.

특히 비타민 C는 수용성이라 그날그날 일정량이 충분히 공급되어야 하는 것이므로, 비타민 C의 보충 없이 지나치게 땀을 많이 흘릴 경우 오히려 치명적인 건강 손상을 가져올 수 있다.

경혈 마찰

한의학에서는 기가 움직이는 통로를 경락(經絡)이라고 하며 기가 교류하는 곳, 즉 기의 문(門)을 경혈(經穴)이라고 한다. 경락은 철도의 개념에, 경혈은 철도역에 비유해 볼 수 있다.

각 경락과 경혈은 실타래같이 얽혀 오장육부와 통하고 있으며 인체의 생명에너지를 관장하고 있다. 그런데 12경락은 모두 손·발과 연결되어 있으므로 인체의 양 극단인 손발의 자극을 통해 전신이 활력을 얻게 되는 것이다.

따라서 수시로 손을 문지르고 발바닥을 두드리거나 자갈

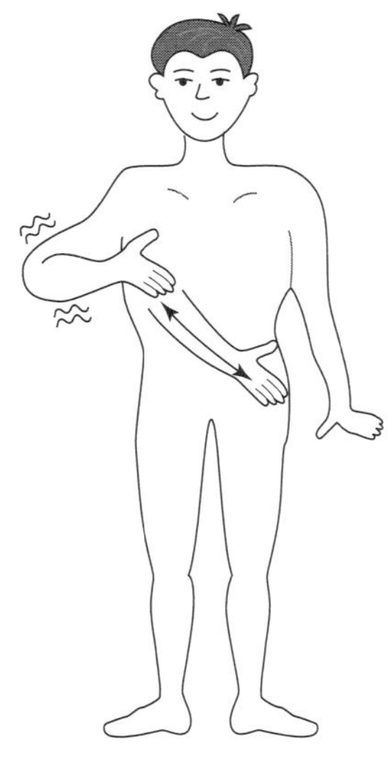

위를 밟는 것 등은 혈액 순환은 물론 동양 의학에서 말하는 기(氣)의 순환을 촉진하는 것으로도 매우 유용하다.

실제 겨울철 야외에서 모닥불이라도 지피게 되면 대부분의 사람들이 무의식적으로 손부터 내미는 모습을 볼 수 있다. 따지고 보면 이러한 무의식적인 행동 속에 손이 인체에서 차지하는 비중이 그대로 드러나는 셈이다.

즉, 손발만 따뜻하면 전신의 기혈 운행이 원활한 것으로 봐도 별 무리가 없는 것이다.

일반적으로 알려진 경혈 마찰 가운데 복부 마찰은 먼저 양손바닥을 36회 문질러 마찰열이 나게 한 다음, 양손을 가슴 부위에서 복부까지 대각선 방향으로 36회 문지른다. 같은 요령으로 단전 부위도 번갈아 문지르도록 한다.

이 경혈 마찰은 오장육부를 강화하면서 체독의 배출을 촉진시키는 효과가 크다.

여기서 36이라는 숫자는 태양이 뜬 다음부터 질 때까지의 황도를 36°로 분할하여 관측한다는 육진법 사상에서 유래된 것이다. 이러한 경혈 마찰은 가슴 부위뿐만 아니라 신체 어느 부위에도 효과적이다.

즉, 눈, 귀, 머리, 어깨, 다리 어떤 부위라도 할 수 있으겨 일일이 경혈의 위치를 알 필요도 없고 부작용도 없다. 다간 무리하게 실시할 경우 마찰열에 의해 화상을 입을 수도 있가는 점에만 유의하면 된다. 그리고 발바닥 마찰은 양 손바각과 마찬가지로 양 발바닥을 서로 붙여 36회 문지르면 된다.

복부 지압

복부 지압이란 오장육부를 감싸고 있는 배 전체를 직접 골고루 자극하여 장기를 튼튼히 하고 어혈을 풀어주며, 심지어 장 속의 숙변까지 제거하는 효과를 얻을 수 있는 지압법으로 경혈 마찰의 응용 요법이라 볼 수 있다.

여기서 제시하는 복부 지압은 배 부위를 누르는 방법에서는 일반 지압 요법과 별 차이가 없으나, 양 손바닥과 양 손가락을 동시에 이용하여 복부를 강하게 자극하는 것이 다르다.

이 '때 뱃속의 장기가 손가락의 지압에 의해 부드럽게 풀리고 혈액 순환이 촉진된다는 상상을 하면서(imaging) 실시하면 더 큰 효과를 거둘 수 있다.

특별히 정해진 순서는 없으며, 다만 변비가 있거나 대장 부위가 남달리 약한 사람은 대장의 위치에 맞추어 오른쪽 아랫배에서부터 시계 방향으로 지압을 하면 대장의 연동 작용을 촉진시켜 쾌변에 도움이 된다.

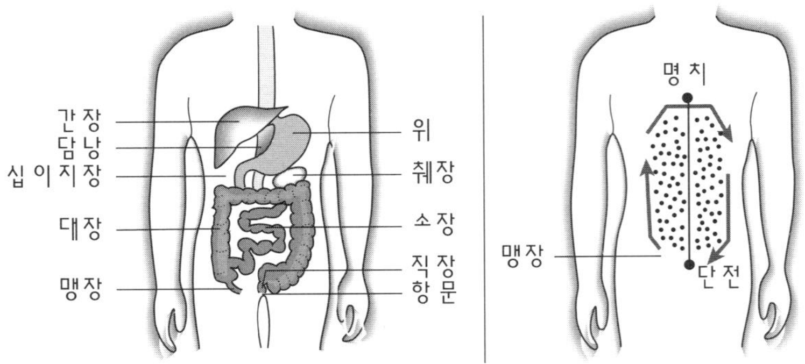

*점 부위는 모두 복부 지압점임

즉, 복부 지압은 명치와 단전 부위를 지름으로 하여 복부 전 부위를 열 손가락으로 골고루 지압하는 것이다.

경혈 마찰 요법이 물 속에서 실시하면 효과가 반감되는 데 반해 이 복부 지압은 물 속에서 하면 더욱 효과적이라는 장점이 있다.

실제 공복에 뜨거운 물을 1~2잔 마시고 냉·온욕을 하면서 복부 지압 실행을 습관화한다면 간과 장 관련 질환을 비롯한 각종 성인병의 예방과 치료에 탁월한 효과가 있음을 확인할 수 있을 것이다.

운동 실행의 4원칙

지피지기 백전불태知彼知己 百戰不殆

적을 알고 나를 알면 위태롭지 않다.

먼저 자신의 몸 상태를 알아야 한다.

∷ 점진성

운동을 시작할 때는 몸이 감당할 정도로 서서히 하여야 한다는 것이다. 아무리 신체가 좋다고 하여도 한꺼번에 무리하게 운동을 한다면 부담이 따를 것은 당연하다.

특히 인체에 유해한 산소로 알려져 있는 활성산소(제2장「공기」편 참조)는 바로 이렇게 한꺼번에 무리한 운동할 때 가장 많이 발생한다.

따라서 이 점진성의 원칙은 운동의 강도와 양 그 자체를 서서히 증가시켜야 한다는 의미(산보→속보→조깅 등) 외에 부드럽게 몸을 푼 후 운동을 시작하고 마무리 또한 서서히, 부드럽게 하여야 한다는 의미를 포괄한다.

특히 당뇨병 환자들이 갑자기 과격한 운동을 하게 되면 저

혈당이 되기 쉬우므로 이 점진성의 원칙을 반드시 지켜야 하며, 따로 사탕 같은 것을 휴대하는 것도 일종의 응급처방책이 될 수 있다.

:: 반복성

운동은 정기적으로 되풀이하여야 한다. 꾸준히 운동할 때 우리의 생명력은 뼈 속에 칼슘(Ca)을 축적하지만 일시적, 산발적 일 때는 뼈 속에 칼슘을 저축하지 않는다.

사실 무엇이든 꾸준히 반복적으로 행하는 자가 승리하듯이 운동에도 예외가 없는 것이다. 따라서 매일 일정시간 자신에 맞는 적절한 운동을 선택, 꾸준히 행하길 권한다.

:: 상황 적응성

언제, 어디서 무슨 운동을 어떻게 하는 것이 좋은가? 각자가 처한 상황에 따라 선택하여야 한다. 전술한 운동 조건의 4대 원칙에 의거하여 자신이 처해 있는 현 상황에 맞추어 응용하면서 선택하는 지혜가 필요한 것이다.

사무실에서도 복부 지압은 할 수 있고, 쓰지 않는 관절을 움직이게 하여 척추의 균형을 도모할 수도 있으며, 발끝을 앞으로 바짝 당겨 정맥혈의 수송을 도울 수도 있다.

　장소에 구애됨이 없이 하루 중 아무 때나 쉽게 할 수 있는 것으로 기지개를 켜는 방법도 매우 좋다. 약간 더 응용한다면, 발꿈치를 들고 발끝으로 서서 키가 가장 크게 팔을 최대한 위로 쳐들었다가 내렸다 하는 동작을 2~3분 동안 반복하면 피로 회복에 매우 좋다.

⠿ 개인차

　보통의 성인과 중증의 환자, 고령자, 사고로 특정 부위 쓰기가 불편한 사람 등 개인의 특성에 따라 운동의 종류와 강도, 시간이 적절하게 선택되어야 한다는 것이다.

　사실 등산이 건강에 아무리 좋다고 해도 심장이 쇠약한 사람이 무리하게 산행할 때 위험이 따를 것임은 불문가지다.

　그러나 누구든지 움직일 수 있는 범위 내에서는 움직이도록 최대한 노력하여야 한다.

　본인이 움직이지 못하면 보호자라도 환자의 팔 다리를 주무르고 모관 운동을 시키고 경혈 마찰을 하는 등 최대한 움직이도록 조치하여야 한다는 대원칙은 전혀 변함이 없는 것이다.

제5장

자연치유력의 조화
−일체유심조, 그 마음의 건강−

마음과 육체의 상호작용
스트레스와 건강
신념은 마력이다
상념과 질병

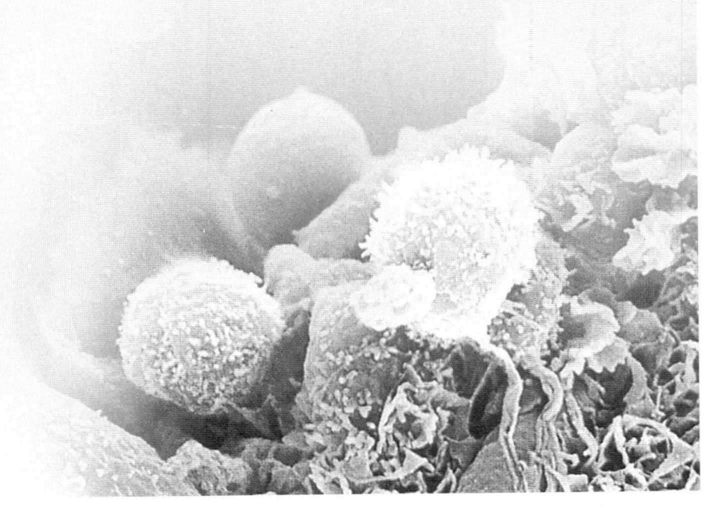

마음과 육체의 상호 작용

마음과 육체는 둘이 아니다.

일체유심조(一切唯心造), 모든 세상만사는 마음먹기에 달려 있다는 불가(佛家)의 가르침이다.

실제로 "마음가짐에 따라 병이 생기기도 하고 낫기도 한다"는 명제는 동서고금을 통해 널리 확인되고 있는 건강의 진리라 할 수 있다.

다만 마음과 육체가 어떤 경로로 상호 영향을 주고 있느냐 하는 연결 고리에 대해서는 연구자의 입장에 따라 견해를 달리한다.

신경 및 뇌분비 계통의 과학적 연구 성과를 내세우는 서양의학적 입장에서는 신경작용과 호르몬 분비에서 그 연결점을 찾고 있다.

이에 반해 인체를 소우주로 보는 동양의학적 입장에서는 기(氣)의 운행에서 그 교차점을 찾고 있는 것으로 보인다.

∷ 마음의 힘, '가짜약 효과'

특정한 병을 치료하는 데 아무 효과가 없는 약이라 하더라도 의사 등 권위 있는 사람으로부터 그것이 치료 효과가 탁월한 '약'이라는 말을 듣고 그 약을 복용했을 때 실제로 그 같은 효과가 나타나는 현상을 가짜약 효과 또는 플래시보(Flacebo) 효과라 한다.

이 플래시보 효과는 에밀 쿠에(프랑스)란 약사가 자신이 팔던 약이 떨어져 가짜 약을 속여 팔아도 손님들이 효과가 좋다며 몰리는 현상을 보고 제창한 이론으로, 그는 나중에 정신 요법으로 질병을 치료하는 자기 암시 요법의 대가로서 활동하게 된다.

플래시보 효과의 반대 의미로 노시보(Nocebo) 효과라는 말도 있다. 즉, 실험실에서 피실험자에게 아무 작용도 없는 물질을 주고 나서, 실은 그것은 두통을 일으키는 약이라고 말하면 피실험자의 절대 다수가 실제로 두통을 호소한다는 것이다.

누구나 자신의 마음가짐에 따라 건강 상태는 크게 변한다. 그러나 이 플래시보 효과는 누구나 수긍하는 고전적 이론이면서도 알게 모르게 무시되는 경향이 있지 않나 하는 생각이 들 때가 많다.

:: '마음'을 강하게 하는 매개체를 찾아

그렇다면 누구나 쉽게 마음을 바꿀 수 있는가?

누구나 쉽게 자기 존재에 대해 확신할 수 있다면 각종 질병으로 고통받는 사람들이 결코 지금과 같이 많지는 않을 것이다.

아무리 '일체유심조'라 해도 자신의 마음을 바꾸는 것은 그야말로 어렵다.

암에 걸린 사람이 '나는 당연히 낫는다!', '나는 나을 수밖에 없다!'고 계속 자기 암시를 하며 태연하게 생활한다고 해서 그 사람의 근본 마음이 바뀌고 치병에 대한 확신이 형성되었다고 볼 수는 없다.

그렇다면 어떻게 하여야 할 것인가?

필자는 마음을 움직일 수 있는 '매개체'를 찾아 그 매개체를 통해 실질적인 감동이 마음에 전해질 때, 그때 비로소 진짜 자기 확신이 형성되는 것으로 믿고 있다.

물론 이러한 생각에 대해 반론을 제기할 분도 많겠지만 필자는 체험 사례 하나를 소개하고자 한다.

필자의 어머니가 1992년(당시 77세) 뇌출혈로 경북대 부속병원에 입원했을 때 당장의 현안은 뇌수술을 하느냐 안 하느냐의 선택 문제였다. 경험한 사람은 누구나 느꼈겠지만, 이런 상황에서는 가족들 누구도 현대 의학적인 선택 외에는 다른 주장을 하기가 실제로 어려운 것이다.

당시 병원측에서는 "수술 외는 방법이 없고 수술해도 장담할 수 없다"는 명확한 입장을 전달한 상태였기 때문에 가족회의에서는 수술을 하기로 합의하였다.

사실은 수술을 안 해서 돌아가실 경우 "수술 안 해서 어머니를 돌아가시게 하였다"는 주위의 눈총은 받을 수 없다는 것이 큰 명분 중 하나가 되었다.

그런데 기초 검사 결과 놀랍게도 어머니는 폐가 거의 망가진 상태, 즉 말기 폐암이라는 진단이 나왔다. 따라서 도저히 뇌수술을 할 수 없다는 것이 병원측의 입장이었다.

이 때 필자는 오히려 의사 앞에서 잘 되었다고 하였다. 반드시 자연 치료로 고치고 말겠다고 몇 번이나 다짐하였던 것이다.

당시 필자가 자연의학에 한창 빠져 있다시피 할 때여서 지금 생각해보면 정말 무모할 정도로 확신에 차 있었다.

구급차량에 실려 집으로 돌아올 때 필자는 어머니를 반드시 치유시킬 자신이 있고 치유시킬 것이라고 굳게 다짐했더니 듣고 있던 큰누나가 "절대 너무 큰 소리 치지 마라. 그러다 잘못되면 욕을 다 얻어먹게 된다"고 오히려 걱정을 했을 정도였다.

이렇게 하여 이 책에 나오는 다양한 방법(제7장에서 정리)으로 자연 치료를 하게 되었는데 간호하던 누나와 형수들에게 필자가 가장 강조했던 부분은 절대 어머니 앞에서 눈물을 보이거나 약한 모습을 보여서는 안 된다는 것이었다.

비록 어머니가 말을 제대로 못한다고 하여도 그 감정은 그대로 느낄 수 있기 때문에 부정적인 마음이 생기지 않게끔 취한 나름대로의 배려였던 것이다.

숯으로 관장시켜 드리고, 숯목욕을 시키며 돌미나리를 뜯기 위해 들판을 다니는 등 정말 온 가족이 혼연일체가 되어 간병을 하였던 사실은 지금 생각해도 대단한 정성이었다고 생각된다.

그렇게 자연치료를 시작한 지 열흘쯤 되었을까. 어머니께서 눈물을 글썽이며 내 손을 겨우 잡고 말씀하셨다.

"네가 정말로 나를 살리려 하는구나!"

그 순간 내 눈에도 눈물이 어리는 것을 느끼면서도 필자는 속으로 기쁘게 생각하였다. 됐다! 어머니의 마음에 무언가 확실한 변화가 오고 있다. 분명히 나을 것이다.

당시 병문안 오던 집안 친지들도 매정할 정도로 못 오게 한 필자였기 때문에 어머니의 병 치유는 치유 이상의 많은 의미를 내포하고 있었던 것이다.

결국 필자가 예정했던, '한 달간 총력 간병' 작전은 성공리에 끝나고 어머니는 다시 건강을 회복하여 서울 등지를 여행다니셨다.

(어머니는 1999년 4월 22일 새벽, 자식들 모두가 지켜보는 가운데

84세를 일기로 돌아가셨다. 병원에서 '소생 어려움' 판정을 받은 지 만 7년을 더 사신 셈이다)

어쨌든 병원측과 주변친지 모든 사람들이 깜짝 놀랄 정도로 어머니는 회복되셨고 그 후 건강한 몸으로 생활하셨던 사실은 누가 뭐래도 어머니의 대생명력이 되살아났기 때문이라고 단언할 수 있다.

그렇다면 무엇이 이를 되살렸던가?

필자는 1994년도 처음 책을 출간하였을 때 KBS의 「전국은 지금」이라는 생방송에 출연하여 진행자의 물음에 이렇게 대답한 적이 있다.

"누나와 형수, 집사람, 제수씨 등 간병하는 사람들의 정성이 어머님에게 교감되었기 때문에 결국 치유된 것이다"라고.

그렇다. 환자의 마음이 바뀌기 위해서는 믿음을 주는 어떤 매개체가 반드시 필요하다. 필자 어머니의 경우는 구체적인 간병 행동에 연유된 정성이 결국 교감되었기 때문이라고 본다.

이 점에서 가족 또는 자신의 질병 치유를 기원하며 지극한 마음으로 행하는 3천배 기도나, 권위있는 자로부터의 안수기도(按手祈禱) 등은 환자에게 강력한 신념을 줄 수 있는 의미있는 매개체라 생각된다.

그렇다면 일상생활에서는 어떤 행동이 치유 신념을 강화시키는 매개체가 될 수 있는가?

무엇보다도 운동을 하여야 한다. 운동을 하게 되면 건강에 대한 자신감이 생겨난다. 움직일 수 있으면 움직여야 한다.

육체를 움직일 때 정신에 변화가 오는 것이며 그 변화된 정신의 힘은 다시 육체를 변하게 하는 것이다.

지나가 버린 것을 슬퍼하지 않고
오지 않는 것을 기대하지 않고
현재에 의하여 생존할 때
그 안색은 깨끗해지나니

오지 않는 것을 탐하여 찾고
지나가 버린 것을 슬퍼할 때
어리석은 사람들은 그로 인하여
베어진 푸른 갈잎처럼 시드네.

불교 경전인 〈아함경〉에 나오는 경구다.

집착하지 않고 새로운 마음으로 새롭게 세상을 보아야 한다. 오늘 하루 최선을 다하고 정성을 다하다 보면 우리의 몸과 마음은 새롭게 충전될 것임은 자명하다.

스트레스와 건강

슬플 때는 눈물을 흘리고
괴로울 때는 땀을 흘려라.

∷ 신체의 질병은 스트레스 대처 수단의 하나다.

오늘날 현대인이라면 누구나 스트레스가 만병의 근원이라
는 말에 쉽게 수긍한다. 일반적으로 스트레스란 심리적인 긴
장감과 불편감을 가리킨다.

스트레스 연구를 처음으로 체계화시킨 한스 셀리(Hans
Selye)는 스트레스에 대한 반응을 경고 반응, 저항 단계, 피로
단계의 3단계로 나누어 설명하고 있다.

경고 반응이란 스트레스 유발자에 대한 위기 반응으로, 인
체 내에서 각종 호르몬이 분비되는 등 생리적 변화가 뒤따르
는 단계다.

흥분하거나 겁을 먹을 때 피가 심장으로 몰려드는 듯한
느낌이나 머리카락이 쭈뼛해지는 느낌 등이 이 단계 현상

이다.

이러한 경고 반응이 일어나면 우리의 몸은 항상성을 유지하기 위해 효과적인 대응 수단, 즉 저항 방안을 강구하게 된다. 가장 대표적인 것이 항스트레스 호르몬으로 불리는 브신피질 호르몬의 분비다.

이때 소비되는 영양소가 비타민 C다. 이 점에서 신선한 야채는 스트레스 사회의 필수 식단이라 하겠다.

그러나 경고 반응이 지속되면 인체의 생리적 변화 또한 지속되어 결국 피로 상태에 이르게 되고 항상성 유지 능력, 즉 자연치유력이 약화됨으로써 위궤양과 심장 질환 및 각종 암 등에 거의 무방비 상태로 놓여지게 된다.

우리가 흔히 화(火)병이라고 부르는 것들은 모두 스트레스가 심화된 상태라고 할 수 있다.

최근 이러한 스트레스로 인해 질병이 유발되는 과정이 다양하게 연구되고 있다. 연구에 따르면 지나친 분노로 감정의 변화가 극심해질 때 피와 땀, 침, 호흡 등이 여러 화학 작용에 의해 원래의 성분과 천양지차로 달라지게 된다고 한다.

특히 호흡의 경우는 내쉬는 숨을 농축시킨 액을 실험용 쥐에게 주사하자 즉사할 만큼 해로운 독소가 다량 함유된다는 것이다.

또한 침에도 유해한 독소가 형성되어 심장 마비를 일으키는 데 한몫하게 된다고 한다.

이러한 사실들은 굳이 학자의 연구 결과를 인용할 것도 없이 우리 주변에서 수시로 목격하는 현상이다.

스트레스가 만병의 근원이 되고 있음은 틀림없는 사실이나 똑같은 충격적인 외부자극에 대해서도 사람에 따라 그 반응은 다르게 나타난다.

어떤 사람은 새로운 결의를 다지고, 어떤 사람은 좌절감에 빠져 몸져 누울 수 있다는 것이다.

신체의 질병은 스트레스적 생활 여건을 건강하게 다루지 못해서 발생하는 여러 가지 방법 중 하나에 불과하다는 말이 성립된다.

∷ 스트레스 해소

스트레스 해소에 가장 귀중한 가르침으로 일찍이 우리 선조들이 남긴 "슬플 때는 눈물을 흘리고, 괴로울 때는 땀을 흘려라"라는 말을 인용하고 싶다.

슬픈 일을 당했는데 울지 않고 웃어야 하는가?

웃음이 만병의 치유책인 양 인구에 회자된 적이 있지만 상황에 따라서는 웃음보다 울음이 가슴을 더 시원하게 해 줄 때가 있는 것이다.

괴로운 일, 소위 스트레스 상황에서는 땀을 흘려야 한다. 땀은 어떻게 해야 나게 되는가?

물론 가장 중요한 수단은 운동이다. 스트레스 해소책 중

단연 최선의 선택은 운동이 틀림없다.

좋은 공기를 마시면서 등산을 하거나 수영 등의 땀흘리는 운동을 하고 나면, 가슴에 맺혀 있던 어떤 덩어리가 말 그대로 녹아 땀으로 배출되어 버리는 것을 실감할 수 있다.

또한 운동을 하게 되면 교감 신경과 부교감 신경이 적절히 자극되면서 균형을 이루게 되는 한편 양질의 산소가 흡입되므로, 인체로서는 재충전의 기회를 맞게 되는 셈이다.

물론 자신의 건강 상태를 전혀 고려하지 않은 무조건적인 과격한 운동은 오히려 건강에 해만 끼칠 뿐이다.

운동보다 스트레스 해소에 더 좋은 것은 없다고 본다.

필자도 가슴 답답한 일이 발생될 때는 등산을 한다. 좋은 공기를 마시면서 땀을 흘리다 보면 고민하던 문제가 새삼 다르게 해석되고 새로운 용기가 우러나오는 것을 느끼곤 한다.

이렇게 운동을 적극적으로 하게 되면 저절로 긍정적인 마음이 형성되고 상대방에 대한 이해심도 깊어지기 쉽다.

어쩔 수 없는 상황이 지속될 때는 카네기 인생론에서 강조된 바와 같이 '도저히 피할 수 없는 상황은 순순히 받아들인다' 는 원칙을 지켜야 하리라 본다.

최근에는 명상 요법, 음악 요법, 웃음 요법, 향기 요법 등을 통해 긴장을 이완시키는 방법이 인기를 끌고 있고, 실제 효과도 탁월한 것으로 평가받고 있다.

이중 음악 요법은 가장 다양하게 활용되고 있는데, 구미

선진국과 일본에서는 어떤 질병에는 어떤 음악이 좋다는 식으로 정형화하여 소위 청약(廳藥)으로 판매되고 있다.

최근 우리나라에서도 전문 교육을 받은 음악치료사들이 많이 활동하고 있다.

한편 20초 동안 크게 소리 내어 웃으면 노를 저을 때와 마찬 가지의 '유산소 운동' 효과가 있다는 발표도 있었지만, 가능하면 크게 웃으면서 살아가는 마음의 여유가 현대인에게 더욱 요구된다고 하겠다.

특히 이 웃음 요법은 자라나는 청소년들에게 더욱 효과적이라고 한다. 등산시 산 정상에서 크게 웃거나 노래 부르는 것은 자연스런 단전호흡이 되어, 혈액 순환의 촉진은 물론 정신적·심리적 긴장을 해소하는 데 탁월한 효과가 있다.

신념은 마력(魔力)이다

우리의 모든 것은 우리가 생각한 것의 결과다
인간은 자신이 마음속에 생각하는대로 된다

∷ 기도

어떤 한계 상황에 직면한 현실의 인간들은 유한자로서의 무력감을 느낄 수밖에 없으며, 이때 절대자를 찾게 된다.

우리는 간절한 기도로 인해 중증의 난치병이 치유되고 소원이 성취되었다는 간증 사례를 대표적인 종교인 불교나 기독교에서 흔히 접하게 된다.

비록 종교의 교리는 다르다 하나 기도하는 자세와 마음은 전혀 다르지 않다고 본다. 즉, 지극하고 간절한 마음으로 기도하여야 하며, 기도는 그 자체가 신앙인 것이다.

진실로 간절히 기도한다면 절대자의 힘은 차치하더라도, 자신의 내면에 있는 무한한 잠재력이 감응을 받아 틀림없이 효과가 있다는 것 또한 '가짜 약 효과'에서 확인한 현상이라 하겠다.

이야기 한마디 : 저 건너 정서방 ×타불

옛날 옛날에 앞을 못 보는 어떤 노파가 아들과 며느리와 함께 살고 있었다. 어느 봄날, 마당 앞에서 멍하니 앉아 있는데, 지나가던 스님이 말했다.

"보살님, 그렇게 마냥 계시지 말고 오직 한 마음으로 나무아미타불 관세음보살을 계속 외우시면 반드시 극락왕생하실 것이니 꼭 한번 해 보도록 하십시오."

이때부터 이 소경 노파는 밥만 먹고 나면 쉬지 않고 그야말로 시도 때도 없이 '나무아미타불 관세음보살' 만을 외웠다.

그러던 어느 날 그만 외우던 것을 까먹어 버려 며느리에게 묻게 되었다.

안 그래도 앞 못 보는 시어머니가 눈에 든 가시 같았는데 거기다 '나무아미타불 관세음보살' 만을 찾았으니 그간 쌓인 미움이 얼마나 컸겠는가.

며느리 왈 "어머니, 뭐긴 뭐예요. 맨 날 '저 건너 정서방 ×타불' 이라고 하셨잖아요."

노파는 며느리의 악념에 찬 말을 곧이 곧대로 믿고 '저 건너 정서방 ×타불' 을 일념으로 외우는 것이었다.

어느 날, 아들이 어머니의 이상한 기도소리를 듣고 자기 아내에게 묻는다. "도대체 어머니가 왜 저런 이상한 주문을 외우고 있는지 당신은 알겠소?"

"그거야 뻔하죠 뭐. 저 건넛마을에 살고 있는 홀아비 정서방에게 시집가고 싶다는 뜻 말고 뭐가 있겠어요."

아내의 말이 그럴 듯하다고 생각한 아들이, 건넛마을 정서방을 찾아가 자초지종을 이야기하니 입이 함지박만해진 정서방, 명색이 남자인데 자기를 그토록 사모한다는 노파를 어찌 마다하겠는가?

그런데 이 노파는 정서방의 집에 온 뒤에도 다른 일에는 관심 없이 오직 '저 건너 정서방 ×타불' 만을 계속 외우고 있으니, 정서방은 울화가 치밀 수밖에.

노파는 다시 아들 집으로 돌아오고 변함없이 이상한 기도를 계속하던 어느 날, 하늘에서 은은한 음악 소리가 울리면서 서기가 어리더니 뭇 선녀들의 부축을 받으며 정말로 서방정토(西方淨土)로 떠나갔다.

이 광경을 목격한 며느리는 기가 찰 수밖에 없었다. 엉터리로 가르쳐 준 주문이 도리어 시어머니를 서방정토로 인도한, 효험 있는 주문으로 변한 것이다. 이때부터 며느리 또한 만사 제쳐두고 자기가 창안한 기도문인 '저 건너 정서방 ×타불' 만을 외우는 것이었다.

그러던 어느 날, 대낮인데도 하늘이 어두워지는 것 같더니 하늘에서 무엇인가 우수수 떨어져 이 며느리를 덮치는 것이 아닌가! 바로 자기가 그토록 열심히 부르던 ×에 깔려 그만 저 세상으로 떠나버렸다는 이야기다.

:: 이미지(image) 요법

이미지의 형상화

이미지 요법이란 자기가 그렇게 되기를 바라는 바람직한 결과의 이미지를 마음속으로 선명하게 그리는 것으로 곧 이미지의 형상화라 할 수 있다.

이를테면 암 환자의 경우 백혈구에 의해 암세포가 파괴되면서 암이 완치되는 모습을 그리는 식이다.

이와 같이 자기가 바라는 결과의 이미지를 선명하게 그리면 그릴수록 자기가 그린 그대로의 결과가 나타나리라는 강한 예감에 빠지게 된다.

이에 따라 행동 또한 그려진 결과에 맞추게 됨으로써 마침내 자신이 그린 이미지대로 실현된다는 것이다.

많은 심리학자와 의사들에 의해 체계화되고 실용화된 이미지 요법은 앞에서 언급한 바 있는 에밀 쿠에의 자기 암시 요법을 응용시킨 요법이라고 할 수 있다.

또한 언제 어느 곳에서나 활용할 수 있고 치병(治病)에도 탁월한 효과가 있는 심리 요법으로 자신의 신앙과 결부시키면 더욱 효과가 있으리라 생각된다.

이러한 이미지 요법은 마음에 바탕을 둔다는 점에서 수천 년 전부터 이어져 내려오고 있는 동양의 운기심공법(運氣心功法)과 그 맥을 같이한다고 할 수 있으며, 건강과 질병 문제의

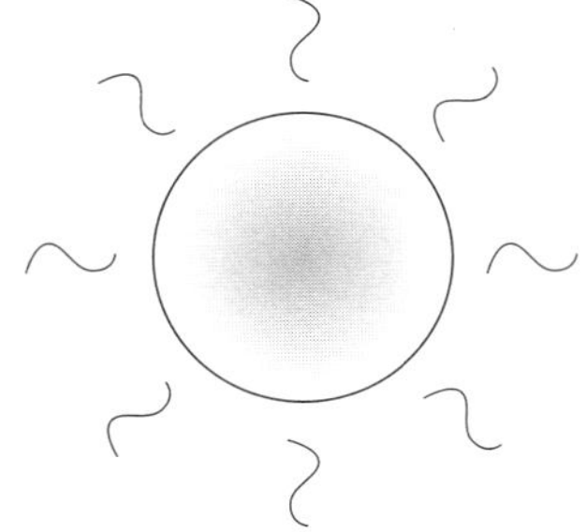

백혈구를 활활 타오르는
태양으로 묘사해 본다.

초점을 마음에 두는 심령 과학의 관점과도 일맥상통하는 점이
있다고 볼 수 있다.

이 책에서 거듭 강조하지만 우리 몸의 질병은 근본적으로
자연치유력에 의해 치유되는 것이며 이 자연치유력의 핵심은
우리 몸의 혈액 중에 있는 백혈구다.

이 백혈구는 형태가 천차만별인데 수시로 그 모양을 바꾸
며 병균 등의 이물질을 공격하고 삼켜버린다는 것이다. 따라
서 이 백혈구가 왕성히 활동하여 암세포를 비롯한 나쁜 독 겅
어리를 닥치는 대로 먹어치우는 장면을 강하게 연상할 수 있
다면, 즉 그 이미지를 강력히 그릴 수 있다면 치병에 효과적일
것임은 분명하다.

이때 백혈구의 이미지를 강하게 하기 위해 백혈구를 활활
타오르는 뜨거운 태양으로 묘사할 수도 있다. 가능하면 손으
로 직접 그림을 그리면서 이미지화하는 것이 효과를 배가한다
는 전문가들의 충고를 새길 필요가 있다.[*]

특히 태양의 에너지를 받으며 운동한 후 심호흡을 하면서 백혈구의 왕성한 활동 모습을 선명하게 그리는 것이야말로 이미지 요법의 백미(白眉)가 아닌가 생각된다.

자기충족적 예언(Self-fulfilling prophecy)

일찍이 메르톤(Merton)이라는 사회학자가 제창한 자기 충족적 예언의 의미가 이 이미지 요법과 일맥상통한다. 이는 자기에게 예언된 방향으로 성격 등 생활 방식이 이루어진다는 것이다.

실제 청소년기의 성격 형성에 이 자기 충족적 예언은 많은 교훈을 주고 있다. 감수성이 예민한 시기에 선생님이나 부모님의 한마디 한마디는 날카로운 바늘이 되어 심장을 찌를 수도 있고, 미래의 희망에 부풀게 하는 복음이 될 수도 있는 것이다.

우리는 타인은 물론 자신에게도 긍정적인 예언을 하여야 한다. 그리하여 늘 긍정적인 이미지를 형성하여야 한다. 쭉 찢어진 눈매를 '못되게 생긴 눈'이 아니라 '정기를 담은 봉(鳳)의 눈'이라고 지칭하는 현명한 예언자가 되어야 한다.

필자가 일선 경찰서 근무를 하면서 자살한 사람들의 특징을 발견한 것이 있다. 바로 자신이 죽음과 그 방법을 예언한다

---

* 칼 사이먼트 외, 박희준 역, ≪마음의 의학과 암의 심리치료≫, 정신세계사

는 것이다.

농약 먹고 죽은 사람은 평소에 농약 먹고 죽겠다고 입버릇처럼 이야기하고, 목매어 자살한 사람은 목매어 죽겠다고 항상 이야기했다는 것이다. 우리 속담에 '말이 씨 된다' 는 이야기는 이런 점에서 말이 되는 이야기다.

사람은 누구나 추구하는 대로 된다. 〈법구경〉에서 붓다는 말하고 있다.

"우리의 모든 것은 우리가 생각한 것의 결과다. 그것은 우리의 생각에서 나온 것이다. 그것은 모두 우리의 생각으로 이루어져 있다."

성경에서도 마찬가지다.

"인간은 자신이 마음속에 생각하는 대로 되느니라"

(잠언 23장 7절)

상념(想念)과 질병

평소의 상념이 건강과 운명을 좌우하고 있는가?

∷ 영(靈)의 존재와 질병

불교나 기독교를 비롯한 세계의 모든 종교는 기본적으로 영(靈)의 존재를 인정하고 있다.

대다수의 심령과학자(신령능력자)들은 "질병의 70%는 사람에게 악령(惡靈)이나 저급령(低級靈)이 씐 탓에 발생한다"고 말한다.

특히 영에는 죽은 사람의 영인 사령(死靈)뿐만 아니라 살아있는 사람의 마음의 힘인 생령(生靈)이 있어서 질병과 사고, 재난 등의 원인이 되는 것으로 보고 있다.[*]

* 구마모토 아키라, 김세환 역, ≪대영계2(상념과 질병)≫, 안암문화사

:: 염(念)의 질병 유발 과정

심령과학자들은 인간은 육체와 지혜, 그리고 혼으로 이루어져 있으며, 혼이란 바로 사람의 마음이자 의지의 발현체로 본다. 그들은 이 인간의 혼이 결정하여 의지로써 방출하는 에너지를 염이라고 부른다.

이러한 인간의 염이 질병을 유발시키는 과정은 보통 4가지로 이해되고 있다.

첫째, 자신이 다른 사람을 향해 저주나 원한의 염을 품음으로써 상대의 마음에 큰 압박을 주어 질병과 고통을 유발 시키는 현상이 나타난다고 본다.

둘째, 자기가 내보낸 저주나 증오 등의 악념이 거울에 햇빛이 반사되어 되돌아오듯 마음과 의지가 강한 상대방의 혼으로부터 반사되어져 오히려 자기 자신을 해치는 결과가 된다.

즉, 염을 보낸 당사자보다 그것을 받는 상대편의 염이 더 강한 경우에 이런 자승자박 현상이 나타나기 쉽다고 본다.

셋째, 자신이 가지고 있는 각종 불안, 고민, 걱정 따위가 타인을 해치는 것이 아니라 자기 자신의 마음을 짓눌러 그 결과 스스로 병이 나거나 사고 등의 재난을 쉽게 당하게 된다.

넷째, 이러한 염(특히 악념)의 작용 형태는 보통 하나의 유형으로만이 아니라 복합적인 양상을 띠기 때문에 결국 자기도 해치고 남도 해치는 결과로 나타나기 쉽다.

이를테면 자식에 대한 부모의 지나친 사랑과 과보호도 결과적으로는 본의와 달리 악념으로 작용하기 쉽다는 것이다.

"도끼는 잊어도 나무는 잊지 않는다"는 아프리카 스와힐리족의 속담은 복합적인 의미를 일깨워주고 있다. 갑(甲)의 입장에서 상처를 준 사람은 자신이 도끼질을 하였다는 그 사실을 쉽게 잊어도 상처받은 사람은 그 아픔과 분노를 쉽게 잊지 않는다는 것이 이 속담의 본래 의미라 생각된다.

이것을 염의 시각에서 보면, 상처받은 사람의 그 분노가 도끼질 못지않은 악념이라는 형태로 반작용되어 상처 준 사람에게 되돌아오게 된다는 것이다.

복잡한 인간관계 속에서 살아가는 우리가 항상 언행을 조심해야 할 또 하나의 이유로 보여 진다.

"원수를 사랑하라"는 성경 말씀도 이런 관점에서 재조명해 본다면 원수를 사랑하는 일이 결과적으로 스스로를 위하고 사랑하는 일이라는 사실을 깨닫게 된다.

사람이 생전에 가진 생각 즉 염(念)의 힘에 대해서는 여러 종교에서 이야기하고 있다. 즉, 전술한 성경(잠언 23장 7절)에서는 "인간은 자기가 마음속에 생각하는 대로 되느니라"라고 분명히 가르치고 있다.

힌두교에서는 사람이 죽을 당시의 생각이 사후를 결정하는 열쇠가 된다고 설파하고 있다.

특히 파드마 삼바바라는 인도의 고승이 1,200년 전, 사후의 세계를 이야기한 비밀의 책 《티벳 사자의 서(死者의 書)》에 의하면 죽음의 순간에 갖는 마지막 생각, 즉 상념이 환생의 성격을 결정짓는다는 것을 너무나 구체적으로 자세하게 설명하고 있다.*

이 책을 보면서 평소 잘 인용하던 "끝이 좋아야 모든 것이 좋다"는 금언이 단순한 삶의 이야기가 아니라 무언가 우주의 신비를 내포하고 있는 의미심장한 가르침이라는 것을 느낄 수밖에 없다.

어쨌든 사람이 죽은 후의 영계의 이야기는 일단 제쳐두자.

우리의 평소 상념이 생령의 질을 결정하고 이에 따라 건강이 좌우된다는 심령학의 입장은, 앞서 살펴본 마음이 육체에 미치는 영향과 그 맥을 같이하는 것으로 볼 수 있다.

특히 심령학에서는 살아 있는 사람의 혼(魂)에 의한 결정과 명령에 대해 사람의 지혜와 육체는 90% 이상 순종하게 된다고 한다.

따라서 어떤 사람이 강한 염을 가지고 '하자!' 는 결의를 보이면서 그 목표에 대한 상념을 지속시키는 한 그 사람의 지혜와 육체는 목표 달성을 위해 전력을 다하게 된다는 것이다.

이 같은 심령학의 기본 입장은, 강한 상상을 통해 이미지화(imaging)하였을 때 원하는 결과대로 이루어진다는 이미지 요법과 결론을 같이하는 것이다.

---

* 파드마 삼바바, 라마카지 다와삼둡 역, 류시화 옮김, ≪티벳 사자의 서≫, 정신세계사

제6장

사랑의 건강론

메디슨 카운티의 다리, 그 사랑의 의미
정력, 남자의 영원한 화두

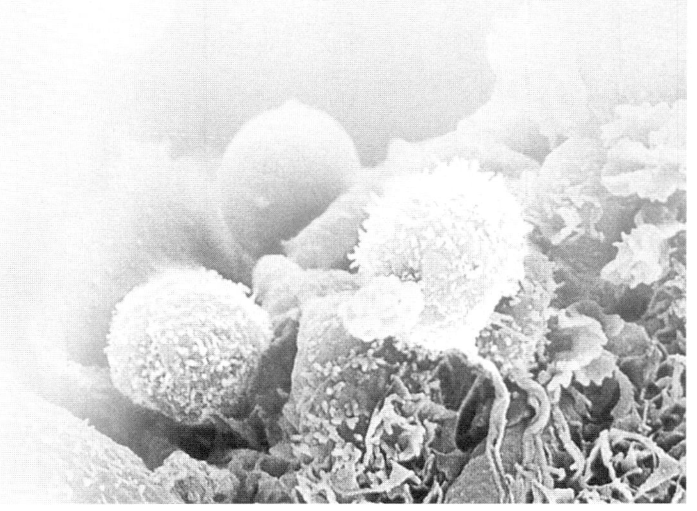

메디슨 카운티의 다리, 그 사랑의 의미

내가 지금 이 혹성에 살고 있는
이유가 뭔 줄 아시오, 프란체스카?
……
당신을 사랑하기 위해서 이 혹성에 살고 있는 거요.
이제 그걸 알았소.
……

4일 간의 사랑이야기를 가장 달콤한 필체로 그려내었다는 《메디슨 카운티의 다리》라는 소설에 나오는 한 구절이다.

실화를 바탕으로 쓰여 졌다는 이 소설에서 우연히 만난 중년의 주인공 남녀는 상대를 통해 자신의 참모습을 찾게 된다. 그리고 단 4일간이지만 어떤 수식어로도 치장될 수 없는 그들만의 사랑을 나눈다.

헤어진 후에도 서로를 평생 그리워하고 사랑하면서 사후에도 영혼이 함께하기를 갈구한다.

일반 도덕의 잣대에서 보면 불륜이라고도 할 수 있겠지만 그 차원을 뛰어넘어 우리의 가슴에 감동을 주고 여운을 남기는 것은 너무나 인간적이면서 꿈같은 사랑의 이야기로 승화시켰기 때문일 것이다.

여기서 한 가지 궁금해지는 것이 있다.

이 《메디슨 카운티의 다리》라는 소설의 주인공들이 4일간의 짧은 인연(因緣)으로도 평생을 서로 그리워하고 사랑하는 마음을 간직할 수 있게 한 힘은 어디서 왔느냐는 것이다.

"······그가 나에게 사랑을 해줄 때는 강렬함에 있어서 화산 같았지. 그의 강력한 감정과 육체적인 힘에 압도되었다고 할까? 내가 그 말을 그에게 속삭였더니······."

소설의 여주인공이 자식들에게 남긴 편지에 나오는 부분에서 강력한 육체적, 정신적 결합을 읽어 낼 수 있다.

육체와 정신은 둘이 아니다. 어느 한 쪽이라도 부족한 관계는 진정한 사랑으로 보기에는 무언가 아쉬움이 남게 된다.

특히 성(性)문제는 여자보다는 자연법칙상 주로 남자의 문제라 할 것이므로 남자의 정력이야기가 「사랑의 장」에서 주요 쟁점으로 등장할 수밖에 없다.

정력, 남자의 영원한 화두(話頭)

성능력의 쇠퇴는 나이에 비례하지 않는다.
혈관과 마음의 노화에 비례하는 것이다.

"남자는 정력에 좋다면 독약도 마시고 여자는 예뻐진다면 얼굴에 황산도 바른다"는 우스갯소리가 있다.

일반적으로 정력이란 온몸의 기운이 응축된 것으로 사람의 근본적인 힘이라고 할 수 있다. 보통의 경우 성적(性的)인 능력과 동일시된다.

∷ 남성의 3대 성기관

남성의 3대 성기관은 정자와 정액을 만드는 고환, 정액의 15~30%를 만들면서 모든 정액의 보관 및 운반역할을 하는 전립선, 그리고 스폰지같이 동공이 많은 해면체인 음경이다.

정력은 간과 신장을 비롯한 오장육부가 튼튼해야 왕성할 것임은 당연하다. 하지만 위 3대 기관은 직접적으로 성능력에 미치는 영향이 지대하므로 특별한 관리가 필요한 것이다.

고환은 체온보다 1~2도 낮아야 정자 생산활동이 활발해지기 때문에 의식적으로 이 부위를 시원하면서도 차갑게 해주는 노력이 필요하다.

정자를 만드는 데는 비타민A,E 등 여러 종류의 영양소가 필요하지만 특히 아연(Zn)이 중요하다.

조개, 대합, 굴, 게, 새우 등 갑각류와 참깨나 들깨 및 생마늘 등에 많이 함유되어 있다.

전립선은 발기와 사정에 관계하는 근육과 신경들이 붙어 있기 때문에 배뇨조절, 발기 및 사정의 사령탑이라고 할 수 있으며, 정력의 샘으로 불리기도 한다.

이 전립선은 따뜻한 걸 좋아하므로 좌욕이나 반신욕 같은 목욕이 특히 유익하다.

음경에도 동맥과 정맥이 흐르고 수많은 모세혈관이 연결되어 있으므로, 혈관이 노화되고 경화되어 있다면 혈액의 정상적인 흐름은 어렵고, 수많은 동공의 해면체인 이 곳에 피가 모여들기 어렵게 된다.

기혈을 맑게 하고 잘 순환시켜야 되는 또 다른 이유가 여기에 있다.

한편 음경은 자체의 물리적 운동보다는 음경기능을 돕는 근육 즉 PC근육이나 괄약근 등을 단련시키는 것이 훨씬 유익하고 중요하다. 사정의 통제에 결정적으로 관여하기 때문이다.

항문을 긴축시켰다 이완시키는 것이나, 소변 눌 때 뒷꿈치를 들고 소변을 1~2초 정도 멈추는 것을 반복하기(소변안 볼 때도 소변보는 상상을 하면서 실행하면 된다) 등의 훈련이 이러한 근육을 단련시키는 좋은 운동법이다.

여기서 또 다른 한 가지 운동법을 소개한다.

단전운동

단전운동은 아랫배를 최대한 당겼다가 힘껏 내미는 동작을 비교적 빠르게 반복하는 것을 말한다. 기공을 수련할 때 단전강화의 기초운동으로 많이 활용하고 있다.

이 때는 자연스럽게 하는 호흡 즉 자연호흡을 한다. 만약 천천히 숨을 뱉으며 아랫배를 최대한 당기고 천천히 숨을 들이 쉬면서 배를 불리는 동작을 한다면 그것이 바로 복식 호흡인 것이다.

이 단전운동은 정력강화 뿐만아니라 내장비만제거에도 탁월한 효과가 있다. 남녀노소 누구에게나 유익하다. 시도 때도 없이, 어떤 자세에서도 할 수 있다는 장점이 있다.

많이 하면 많이 할수록 좋다. 하루 2,000번 이상 제안하고 싶다.

성 능력은 나이와 관계없다.

우리 주변에서 20대, 30대 노인이 있는 반면 70대, 80대 청년이 있다는 것을 알고 있다.

정력의 쇠퇴는 나이에 비례하는 것이 아니라 혈관과 마음의 노화에 비례하는 것이다. 즉 사람의 정력은 그 사람의 건강과 기운에 달려있다는 것이다.

실제 사람의 '진정한 나이'에 대해서는 보다 열린 시각에서 한번 조명해 볼 필요가 있다고 생각된다.

사람이 태어나면서 먹는 자연의 나이를 기준으로 하되 육체의 나이 및 마음의 나이를 종합 고려하여 산정해 보자는 것이다.

이 때 육체의 나이는 그 사람의 혈관의 상태를 나타내주는 여러 지표뿐만 아니라 성적능력 등이 결정적인 고려요소가 될 수 있을 것이다.

마음의 나이가 특히 중요한 데, 스스로 젊게 생각하며 젊게 행동하는 마음가짐이나 유머감각, 취미, 대인관계 등 다양한 생활습관 등을 통해 엿볼 수 있으리라 본다.

과연 자신의 '진정한 나이'는 어느 정도 일까?

:: 사랑하는 마음이 최고의 활력소

'사랑의 건강론'에서는 무엇보다도 '서로 사랑하는 마음'
이 최고의 정력제요 사랑의 활력소라는 주장에 공감한다.

서로 이해하고 아끼며 노력하는 자세야 말로 완전한 사랑
으로 나아가는 결정적인 비방(秘方)이 아닐까 생각해 본다.

제7장
난치병(難治病)의 자연치료법과 치유 사례

난치병은 있어도 불치병은 없다

난치병을 다스리는 5대 수칙

일과표를 통해 본 난치병 치유 사례

내 건강은 내가 지키고, 내 병은 내가 고친다

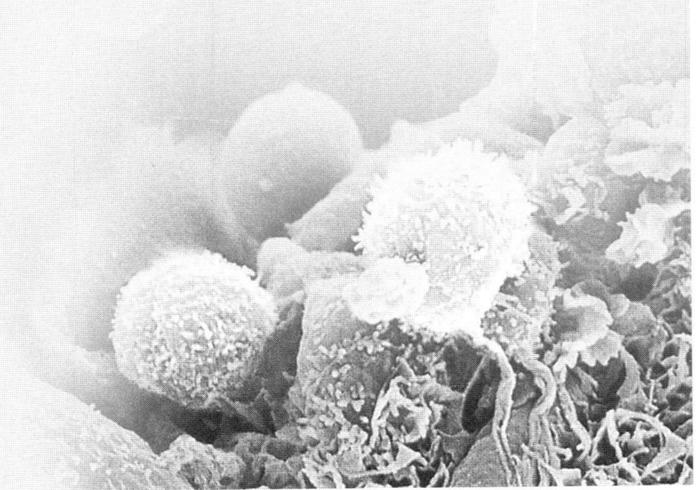

난치병(難治病)은 있어도
불치병(不治病)은 없다

모든 병의 근본 원인과
근본 치료는 동일하다.

이 책의 일관된 화두(話頭)와 철학은 "우리의 몸에는 신비
한 자연치유력이 있다. 이것은 우리 체내의 독소가 제거될 때
되살아난다. 그러면 아무리 중한 병이라도 자연스레 치유 된
다"는 것으로 요약될 수 있다.

나아가 모든 질병의 원인을 다 같이 자연치유력의 위축으
로 보게 되고 그 치료법 또한 공통적으로 자연치유력의 회복 내
지 강화에 두게 되는 것은 지극히 당연한 귀결이 아닐 수 없다.

따라서 이 책에서 각종 난치병의 치료법을 병종별로 제시
하지 않는 것은 그 근본 처방 내지 요법이 기본적으로 동일하
다는 시각을 갖고 있기 때문이다.

사실 자연치료법의 큰 특징과 장점은 우리가 가지고 있는
여러 가지 질병, 이를테면 전이된 여러 가지 암(癌)을 비롯하

여, 당뇨병 등 모든 질병에 동시적인 치료 효과가 나타나는 것이라 할 수 있다.

또한 시기적으로 너무 늦어 미처 손 쓸 틈이 없는 중병 등은 있을 수 있어도 '하늘이 내린 의사' 라는 자연치유력이 존재하는 한 불치병(不治病) 그 자체는 논리상 성립될 수 없다고 본다.

물론 자연치유력을 되살리는 과정에서 특별한 지혜와 인내, 그리고 지극한 정성이 요구되는 난치병(難治病)은 늘 우리 곁에 존재하고 있다 할 것이다.

이 장에서는 난치병을 자연치료 할 때의 지켜야할 기본원칙과 기상에서 취침시까지의 치병 일과표를 통해 이 책 전체의 내용을 보다 의미 있게 압축 요약하였다.

건강은 어떤 특별한 요법에 의해 결정적인 도움을 받는 경우도 있는 것이 사실이다.

하지만 일반적으로 볼 때 이미 제2장 「제독」 편에서 소개한 바 있는 물·공기·햇볕 등 자연 환경이나 숯, 황토, 쑥 등 기(氣)를 함유하고 있는 재료들을 활용한 다양한 자연 제독법을 자기의 체질과 건강 상태를 고려하여 상호 보완적으로 활용하는 것이 보다 치료 효과를 극대화시키는 지혜라고 본다.

난치병(難治病)을 다스리는 5대 수칙(守則)

〈 5대 수칙 〉

1. 체내 독소의 대청소
2. 밥 따로 반찬 따로
3. 움직일 수 있으면 움직여야
4. 심화(心火)는 내려가고 신수(腎水)는 오르게
5. 꿈에서도 독소가 퇴치되는 이미지를

1. 체내 독소의 대청소

제독(除毒)법 개관

혈액 중의 백혈구를 비롯한 면역 체계는 체내의 각종 노폐물이나 기생충 등의 이물질을 삼켜버리거나 중화시키는 작용을 통해 체내를 자체 정화시키고 있다.

그러나 체내에 축적된 독소가 심화되는 경우에는 면역 기능은 위축되고 필연적으로 질병은 찾아오게 된다.

따라서 우리 인체의 면역 기능, 즉 자연치유력의 부담을 경감시켜 주면서 또한 이를 되살리기 위해서는 반드시 체내의 독소를 특단의 방법으로 제거하여야 하며, 이는 어떤 치료법을 선택하더라도 반드시 우선적으로 지켜져야 할 치병 원칙이라 할 것이다.

고대 인도의 치유 과학인 아유르베다에서는 독소 제거 방법으로 구토법(嘔吐法)과 완하제(緩下劑)를 통한 배설법, 관장법, 사혈(瀉血:피빼기, 방혈이라고도 함), 기타 다양한 요법을 실생활에서 가르치고 있다.

우리나라의 민간요법에서도 '체 내린다'고 하여 위(胃)의 깊은 구석에 끼어있던 오래된 음식 찌꺼기 등을 토(吐)하게 하는 등의 방법을 사용해 왔다.

아메리카 인디언에 내려오는 민간요법에도 약초를 이용하여 토하게 하거나 설사를 유도하여 체내의 독소를 제거해 왔다고 한다.

한편 타박상 등 다양한 원인으로 인해 체내에는 어혈(瘀血), 즉 죽은 피가 혈관내에 있는데 이는 독소 중의 독소로 작용하여 만병의 원인이 되므로 이 죽은 피를 효과적으로 제거하는 방법이 다양하게 연구되고 있다.

이미 2000년 전에 인도에서는 사혈 요법을 정립하였다고 하며, 우리나라의 수많은 명의들 또한 독특한 사혈 요법을 연구, 개발하고 있다.

일본의 서식(西式) 건강법에서는 단식과 완화제를 통한 제독을 강조하고 있으며, NEWSTART 건강법에서는 과일요법과 관장법 및 목욕을 통한 제독을 중시하고 있다.

이러한 여러 입장을 종합해보면 제독법으로는 토(吐)하게 하고, 배설시키고, 어혈을 뽑고, 땀을 흘리게 하되 식사를 조절(예: 단식, 과일 요법, 생야채 녹즙 요법 등)하는 것으로 정리할 수 있다고 본다.

이 장에서는 제독법 중 가장 중요하면서 비교적 쉽게 접근할 수 있는 '배설과 땀 흘림' 관련 요법에 대해 중점적으로 논의코자 한다.

설 요법은 결국 소변이나 대변을 통해 체내의 독소를 제거하는 것으로, 우리 인체의 장기 중 노폐물 배출 통로 역할을 하는 장(腸)의 대청소를 의미하는 것이라 하여도 과언이 아니다.

땀흘림 요법은 곧 땀구멍을 열어 독을 배출시키자는 것으로 200만 개나 되는 땀구멍을 잘 활용한다는 것은 조금 과장하여 표현한다면 200만 개의 신장을 더 가지고 있다는 것이라 하겠다.

∷ 장(腸)청소(숯관장법)

장이란, 소화 주무 기관이라 할 수 있는 소장(6~7m)과 배설물의 저장 및 통로 기관인 대장(1.5~2m)을 함께 통칭하는 것이다.

소장은 단순한 소화 기관만이 아니라 간장과 함께 콜레스테롤의 합성 기능을 가지고 있을 뿐만 아니라 피를 만드는데도 직·간접적으로 연결되어 있는 중요한 장기이다.

오행(五行)상으로는 심장과 함께 화(火)의 기운을 관장하고 있으므로 열에 취약한 암에는 잘 걸리지 않는다고 하나, 대장과 함께 배설물의 통로 역할을 맡고 있으므로 독소가 축적되기 쉬운 취약점을 안고 있다.

특히 장속의 숙변 제거는 장의 기능 향상뿐만 아니라 나쁜 피의 재흡수 방지를 통한 간의 부담을 경감시켜 준다는 데서 중요한 의미를 갖고 있다.

장청소로는 숯관장 요법이 매우 효과적이다. 이 관장법은 기본적으로 대장에 물을 주입시키는 것이지만 소장 청소에도 상당히 기여하게 된다.

한편 숯가루는 상호 연결되는 무수한 통로로 구성되어 있는 작은 구멍이 많기 때문에 강력한 흡착력을 가지고 있는데, 신비하다 할 정도로 인체에 유익한 성분은 그대로 두고 유해한 것만 흡착하는 선택성을 가지고 있다.

숯관장 원리

숯관장법은 생수의 세척 작용과 숯이 가진 유독 물질의 흡착기능을 활용한 제독법으로, 하수구와 같은 대장에 숯가루를 탄 생수를 다량 주입하여 장을 세척하고 숙변을 제거한다는 원리이다.

일반 병원에서 '장 세척기'로 대장을 청소하는 것과 비슷한 원리지만, 숯의 제독 성질을 이용한 이 방법이 훨씬 더 자연스럽고 경제적이다. 보통의 경우는 잠자리 들기 전에 하는 것이 가장 좋다.

숯관장 방법

- 준비물 : 펌프식 또는 링거식 관장기(의료기상사 판매), 생수 1,000~1,800cc(25~27℃정도), 숯가루 2숟가락, 바세린이나 올리브유
- 준비된 관장기에 생수와 숯가루 2숟가락을 고루 섞는다.
- 환자를 왼쪽으로 비스듬히 눕힌 다음 입을 벌리게 한다. 물을 끓여서 소독한 관장기 한 쪽에 바세린이나 올리브유를 바르고 환자의 항문에도 같이 바른다.
- 관장기를 항문으로 삽입한 후 서서히 눌러 생수를 주입한다. 관장할 때 대장에서 물을 일부 흡수하게 되므로 반드시 생수를 사용하도록 한다.
- 다 주입한 다음 오른쪽으로 돌아 눕혀 약 5~8분 정도

참게 한 뒤 대변을 보게 한다. 관장 중 변의가 심할 때는 잠시 멈추었다 하는 식으로 융통성 있게 하면 될 것이다.

- 복통이 있어도 위험이나 해는 없으므로 참을 수 있는 데까지 참다가 배변하는 것이 좋다.(링거식의 관장기가 편리함)

활용 예

「숙변」편에서 살펴본 바와 같이 장이 맑아야 뇌가 맑은 것이므로 뇌졸중관련 질환자에게 장 청소는 매우 중요하다.

치병 사례편에서 자세히 소개하겠지만 어머니의 뇌출혈과 폐암 치료시 숯관장법을 매일 실시하였고, 보름만에 숙변이 제거되었다.

간, 신장, 담낭 등에 질환이 있어 치료하는 동안에는 저녁마다 관장을 실시하여 장내의 독기(毒氣)가 간 등에 재흡수 되지 못하도록 하는 것이 중요하다.

이 숯관장요법은 부작용이 전혀 없으므로 변비환자는 물론이고 보통 사람의 경우에도 1주일에 최소한 1회 정도는 실시하는 것이 좋다고 본다.

⠒⠒ 온몸 청소(숯가루 열탕 목욕)

온몸을 한꺼번에 청소한다는 것은 현실적 요법이라기보다는 하나의 이념적 지표로 보는 것이 온당하리라 본다.

물론 전술한 장청소와 간 청소 처방이야말로 온몸 청소에 상당히 근접한 훌륭한 요법임이 분명하다.

여기서 온몸 청소란 우리 인체 전신에 분포되어 있는 200만개의 땀구멍을 통해 체내의 독을 대청소하자는 의미에서 필자가 임의로 선택한 용어이다.

신장의 부담을 크게 덜어준다는 차원에서 오히려 '신장 청소'라고 부를 수도 있지 않을까 생각해 본다.

제독 원리

땀구멍은 크게 보아 운동과 목욕을 통해 열리게 된다. 아무리 운동을 열심히 하고 있다 하더라도 올바른 목욕법의 선택은 매우 중요하다 할 것이다.

숯가루 열탕 목욕은 숯이 가지고 있는 강력한 독의 흡착력과 함께 숯으로 인해 높아진 물의 알칼리 성분의 상승 작용으로 제독효과는 탁월해진다.

또 한 가지 중요한 것은 열탕 목욕은 암치유에 놀랄만한 효과가 있는 자연 요법이라는 것이다.

우리의 몸은 항상성 유지 능력에 의해 뜨거운 물에 몸을 담그는 등 인체에 열이 가해지면 체온을 유지하기 위해 땀을 배출하게 됨으로써 몸의 독소도 빠져나간다. 또한 더워진 혈액을 냉각시키고 열을 분산시키기 위해 혈액 순환이 촉진된다.

그러나 암 조직은 정상 조직에 비해 혈류량이 적게 흐르기 때문에 혈액 순환이 잘 안되므로 열(42℃이상)이 가해졌을 때는 그 열을 거의 고스란히 흡수할 수밖에 없어 화상을 입게 되고 그 결과 생장 증식이 퇴화된다는 것이다.

목욕 방법

- 준비물 : 목욕통, 숯가루 1~2되, 얼음물, 수건 몇 장
- 목욕통에 42~43°C 정도의 물을 2/3 채운다.
- 준비한 숯가루를 잘 푼 후, 통 속에 들어간다.(물의 온도는 서서히 올린다) 이때 명치 부위까지 잠기게 한다.(반신욕을 원칙으로 하나 폐암인 경우는 가슴 부위까지)
- 10분 정도 지나면 땀이 나게 되는데 이때 얼음물에 적신 수건으로 얼굴을 계속 닦아주는 한편, 배와 발바닥을 손으로 천천히 주무른다.
- 이때 명치에서부터 배꼽 아래 단전 부위까지를 지름으로 하여 복부 전체를 손가락으로 지압해 주는 복부 지압법을 계속하면 제독에 매우 효과적이다.
- 목욕 시간은 30~40분 정도로 하고 목에 감은 물수건은 차가운 상태를 계속 유지시켜 준다. 그리고 목욕 공간은 시원한 공기가 통할 수 있게 너무 밀폐시키지 않도록 한다.

- 30~40분이 지난 후에는 37°C의 따뜻한 물을 끼얹은 다음 찬물 샤워로 목욕을 끝낸다.
- 숯가루는 가라앉혔다가 재사용할 수 있으며 숯가루와 함께 유칼립터스유를 적당량 첨가하면 더욱 효과적이다.

주의점

고혈압 · 저혈압 · 심장병 환자나 몸이 극도로 쇠약한 사람, 뇌졸중 등의 중환자 경우에는 상태를 보아가며 실시하되, 목욕물의 온도를 조금 낮추고 시간도 조정하는 것이 좋다.

다만 반드시 머리 부위를 차게 해 주어야 한다. 그리고 혹 환자가 실신하는 경우에도 당황하지 말고 통 밖으로 나오게 한 다음 찬물에 적신 물수건으로 심장과 팔다리와 얼굴 부위 등을 골고루 마사지해 주면 된다.

필자의 어머니도 치료 도중 실신하였으나 그후에 빠른 회복세를 보였다.

목욕이 끝나면 상온의 생수나 따뜻한 물과 함께 녹즙 또는 과일 및 소량의 천연 소금(또는 간장)을 섭취하여, 땀으로 배출된 수분과 비타민 C, 염분 등을 보충해 주어야 한다.

또한 숯가루 열탕 목욕은 시행 과정에 숯가루가 날리고 주변이 지저분해지는 단점이 있음을 사전에 유의해야 한다.

2. 밥 따로 반찬 따로

생명을 유지하고 질병을 치유하기 위한 원동력은 먹는 음식에서 나올 수밖에 없다. 음식물은 우리의 피를 만들고 육체와 정신을 형성하는 제1 기초 재료이다.

제3장에서 자연식이란 자연치유력을 강화시켜 주는 식사법이라고 정의한 바 있다.

자연식의 원칙은 씨눈이 있는 음식, 섬유질이 풍부한 음식, 효소활동이 왕성해지는 음식, 제철 식품, 엽록소가 있는 음식 등을 섭취하는 것이다. 이러한 조건을 갖춘 음식은 한마디로 야채위주의 현미콩잡곡밥 또는 생식이라고 보면 된다.

음식의 정기를 100% 받아들이면서 우리 인체의 신비한 생명물질인 침*을 많이 분비시키고 삼키기 위해서는 이러한 현미잡곡밥을 오래 오래 씹어 먹어야 한다.

사실 오래 씹는 그 자체만으로도 얼굴 전체 근육 등을 강화하는 기초 운동이라 볼 수 있다.

우리 인체의 소화 작용은 입안에서만 분비되는 침의 작용에 의해 시작된다. 이 침은 우리가 먹는 음식물의 50~70%까지 소화시키는 가장 부작용 없는 천연 소화제임이 분명하다. 침은 식욕이 있을 때, 구연산 같은 신 음식을 먹을 때, 그리고

---

* 침은 귀밑 샘, 턱밑샘, 혀밑샘 등 3군데의 침샘에서만 하루 1~1.5 ℓ 정도
  분비되며, 입안의 윤활 작용 등 주요한 역할을 맡고 있다.

잘 씹을 때 가장 많이 나온다.

도를 닦던 옛 선인들은 이 침을 옥액(玉液)이라하여 입안에 침이 맑게 가득 고이도록 한 후 천천히 삼키면서 수행에 임하였던 것이며, 오늘날 널리 전파되고 있는 기공(氣功) 수련에서도 이 침을 매우 중시하고 있다.

특히 침에는 현대인의 최고 난치병이라고 꼽히는 에이즈(AIDS) 바이러스를 99%까지 죽이는 물질이 함유되어 있다고 한다.*

그런데 보통의 경우 국에 밥을 말아 급하게 먹어버리거나 맛있는 반찬과 함께 먹다보면 몇 번 씹지 않고 삼켜버리게 되어 침을 효과적으로 활용하지 못하게 된다.

따라서 평소의 식사 습관으로써 그리고 치병의 식사법으로써 '밥 따로 반찬 따로'가 중요한 의미를 가지지 않을 수 없다.

콩을 듬뿍 넣은 현미잡곡밥을 맛나게 지어 입안에서 거의 물이 되도록 오래 씹어 삼킨다. 그 이후 야채 위주의 단순하게 조리된 반찬을 먹는 것이다.

질병 치유를 진심으로 바라는 자는 이 원칙을 반드시 고수해야 할 것이다. 직장 생활로 인해 현미잡곡밥을 먹기 어려운 경우에는 검은 콩을 볶아 갈아 만든 소위 콩고물을 가지고 그냥 밥에 비벼서 오래 씹어 먹으면 될 것이다.

---

* 일본 동북대학 의대 연구팀에서는 타액 속에 AIDS바이러스를 섞어 배양한 결과 1시간 만에 바이러스의 97~99%가 죽는 것으로 확인되었다고 발표했다 ; 동아일보, 1989. 11. 1

옛날 어린이들에게는 이 콩고물밥이 특식이고 고소한 별미였는데 요즈음은 찾는 경우가 드물지 않나 하는 생각이 든다.

이빨이 없어 도저히 씹을 수 없는 경우는 현미잡곡죽이나 생식가루를 적절히 먹는 것을 강구하되, 침을 많이 삼킨다는 원칙은 고수해야 한다.

평소 혀를 입천장에 붙이고 있으면 침이 많이 분비되면서 자연스럽게 되는 호흡, 즉 자연 호흡의 기초가 마련되는 것이다.

또한 침을 분비시키는 음식, 이를테면 레몬이나 매실과 같이 구연산을 다량 함유하고 있는 식품을 보다 많이 섭취하는 것도 좋은 식습관이라 할 것이다.

여기에다 혀를 좌에서 우로, 우에서 좌로 등의 형태로 돌리기 하면 침의 분비에 도움 될 뿐만 아니라 전신운동을 하는 효과를 보게 된다.

3. 움직일 수 있으면 움직여야

살아있는 사람은 움직이고, 움직여야 산다. 움직이면 마음이 긍정적으로, 적극적으로 바뀌고 자신감이 생긴다.

운동(運動)이란 문자 그대로 운(運)을 움직이는 것이기 때문에 '운동'이라 이름 지어진 것이 아닌가 생각해 본다.

운동 효과의 4가지 원칙은 제4장「운동」편에서 논의한 바와 같이 혈액 순환의 촉진, 척추의 균형, 산소의 최대 흡입, 노폐물 신속 배출로 정리된다.

운동은 기본적으로 서서히, 반복적으로, 처한 상황에 맞추어, 자신의 몸 상태를 고려하여 실행하여야 한다.

중증의 당뇨병과 심장병에 걸린 사람이 있다고 치자. 어떻게 하여야 할 것인가?

몇 걸음만 걸어도 숨이 차고 힘들어 죽겠는데 무슨 운동을 할 수 있단 말인가? 더욱이 심장이 나쁘므로 절대 안정을 취하여야 한다는데 운동이 말이 되는 소리인가?

결론은 자명하다. '절대 안정은 절대 죽음에 이르는 지름길이다'라고.

운동은 크게 보아 움직임이 크지 않는 정적 운동과 보다 큰 움직임이 수반되는 동적 운동으로 나눌 수 있다고 본다.

식물인간 상태에 있어도 정적 운동은 할 수 있는 것이며 하여야 한다. 단지 제3자가 해주는 차이가 있다 하더라도 손발을 주무르고 배를 쓰다듬고 하는 모든 행위가 기혈을 순환시키는 좋은 운동인 것이다.

간염을 비롯한 간(肝)질환자는 기본적으로 운동도 삼가야 한다고 말한다. 왜냐하면 간의 조직이 재생되려면 피가 간으로 많이 흘러들어야 하는데, 움직이면 50%, 서 있으면 70%, 누워있으면 100%의 피가 간으로 흘러들므로 될 수 있는 한 누워서 안정하는 것이 좋다는 것이다.

물론 원리적으로 완전히 틀린 이야기는 아니다. 그러나 누워 있다 하더라도 무리하지 않으면서 복부 지압을 하고 경혈 마찰을 하면서 모관 운동 등은 얼마든지 할 수 있다.

서(西)식 건강법의 창시자 서승조 선생은 풍욕(風浴 : 대기 요법이라고도 함)을 강조하고 있다.

암(癌) 등에 걸렸을 때 누워있는 환자의 옷을 모두 벗기고는 이불을 덮었다 벗겼다 하기를 하루 7~11회 이상씩 꾸준히 하면 암이 치유된다는 것이다.

그 이유는 풍욕으로 인해 피부로부터 산소가 많이 공급되기 때문이라는 것이다.

결론적으로 어떤 상태에 있던 믿음을 가진 채 끈기 있게 아주 작은 운동부터 실행하여야 한다.

그리하여 점차 10m, 20m, 50m, 100m를 걸으면서 서서히 뛸 수 있는 상태에 도달되면, 산소를 최대한 흡입하고 노폐물을 효과적으로 배출할 수 있는 기준치 운동을 하여야 한다.

4. 심화(心火)는 내려가고 신수(腎水)는 오르게
─수승화강(水昇火降)─

질병이란 '인체의 항상성을 유지하려는 자기 조절 능력이 장애를 일으켜 인체 내부의 균형이 깨어진 상태'라고 이미 규정한 바 있다. 한의학에서는 이러한 인체 내부의 균형상태를 수승화강(水昇火降)으로 표현하고 있다.

수승화강(水昇火降)이란 심장의 불기운인 심화(心火)가 하강하여 신장의 냉한 기운인 신수(腎水)를 덥혀주고, 신수는 상승하여 심화를 식혀주는 등의 상호 작용으로 인해 균형이 이루어져야 건강 상태가 유지된다는 원리이다.

그런데 스트레스, 공해, 오염된 음식 등이 이 심화와 신수의 상호 작용을 방해하여 질병을 유발시킨다는 것이다.

먼저 화(火)가 상승하는 경우에는 고혈압, 중풍 등 머리와 관련된 질병이, 그리고 수(水)가 하강하는 경우에는 수족냉증, 소화장애 등 하초와 관련된 질병이 나타나게 된다는 것이다.

따라서 건강을 유지하고 질병을 치유하는 가장 좋은 방법은 심화(心火)를 내리고 신수(腎水)를 올리는 것이라 할 수 있다.

서구(西歐)에서도 한의학의 수승화강 원리와 관련되는 재미있는 이야기가 전해지고 있다.

네덜란드의 유명한 의사이면서 의학·화학 교수였던 부르하페(1668~1738)라는 사람이 죽은 후 그의 유산이 경매에 붙여

졌을 때 단단히 봉인된 한 권의 책이 나왔는데, 표제는 "의학상의 다시없는 가장 깊은 비밀"이었다.

워낙 유명한 의사였으므로 틀림없이 건강을 유지하고 장수할 수 있는 새로운 처방이 적혀 있을 것이라 생각했으나 봉인을 뜯은 결과, 온통 백지에 맨 첫 장에만 다음과 같은 짤막한 글이 적혀 있었다고 한다.

"머리는 차게 하고 발은 따뜻하게 하며 몸을 편안하게 하라. 그러면 당신은 모든 의사를 비웃을 수 있으리라."

부르하페가 남긴 그 글은 비록 한의학의 핵심 사상인 수승화강 원리에 비해 세련되지는 못했다 하더라도 이와 상당히 근접해 있는 훌륭한 처방이라고 평가하고 싶다.

수승화강을 이루기 위해서는 늘 마음을 긍정적으로, 밝게 가져야 하며 명상하는 시간을 많이 갖는 것이 유익하다.

5. 꿈에서도 독소가 퇴치되는 이미지를

어릴 때 누구나 들었던 3년 고개 이야기가 생각난다. 어떤 고개가 있었는데 그 고개에 한번 넘어지면 3년 밖에 못산다고 한다. 한 영감이 그만 실수로 그 고개에 넘어지게 되어, 3년 밖에 못산다는 절망감에 사로잡혀 몸져누웠다는 것이다.

어느 날 어떤 학식있는 사람이 이르기를 한번 넘어져서 3년 밖에 못산다면 10번 넘어지면 30년, 20번 넘어지면 60년 더 살 것 아니냐?고 하였다.

이 말을 들은 영감이 무릎을 치고서 "맞다, 내가 왜 진작 그 생각을 못했느냐"고 스스로 머리를 쥐어박으며 언제 아팠느냐는 듯 벌떡 일어나, 그야말로 번개 같이 3년 고개에 달려가서 구르고 또 굴렀다는 것이다. 물론 병도 낫고 오래 오래 살았다고 한다. 대충 이런 이야기다.

사람은 무한한 잠재 능력을 갖춘 영적(靈的)인 존재다. 자기의 마음 속으로 선명하게 그리는 어떤 이미지는 곧 실현될 이미지다.

제5장에서 살펴본 이미지 요법은 동·서양의 지혜가 총결집된 심리 요법의 백미라 생각된다. 이러한 이미지 요법이 보다 확실하게 성공하기 위해서는 형상되는 이미지가 보다 구체화되고 객관화 되어야 한다.

암세포를 잡아먹는 백혈구의 모습을 환자 자신이 주관적으로 선명하게 그리도록 노력해야 하고, 권위 있는 자 또는 가

까운 이들로부터 잘 치료되고 있다는 객관적인 메세지가 전달
되어야 하다.

보호자는 환자의 변 색깔을 비롯하여 기타 조금이라도 긍
정적인 메세지를 줄 수 있는 요인을 찾아 긍정적인 예언을 하
여야 한다.

심지어는 환자가 못 듣고 있는 것처럼 위장하여서도(실제로
는 듣고 있는 줄 알고 있지만) 긍정적인 메세지를 흘려, 환자 자신이
보다 선명한 치유 이미지를 그릴 수 있도록 도와주어야 한다.

3년 고개에서의 영감은 권위있는 어떤 사람의 이야기를
깊이 신뢰하였고, 자신이 3년 고개에서 수없이 구르는 행위를
통해 오래 오래 살아가는 자신의 모습을 보다 선명하고 확실
하게 그렸기 때문에, 실제로 건강하게 오래도록 잘 살았다는
이야기가 아니겠는가.

스스로 확고한 치유(治癒)신념을 가지고서 불굴의 노력을
기울이고, 거기에다 보호자의 깊은 사랑에서 감동의 눈물을
느끼게 된다면, 저절로 승리의 이미지를 그릴 수 밖에 없을 것
이다.

그리하여 꿈에서도 독소가 퇴치되고, 암세포가 파괴당하
며, 약사여래(藥師如來) 부처님이나 예수님이 병을 치유시켜 주
는 이미지를 그릴 수 있다면 이미 질병은 치유된 것이나 다름
없다고 해도 과언이 아니라 본다.

일과표를 통해 본 난치병 치유 사례

끝없이 영묘한 빛이여면 앞길 멀리까지 보기 원치 않노니,

주여! 내 약한 다리를 지켜 보살피시어,

한 걸음 또 한 걸음 앞을 밝혀 주소서. (찬미가 1절)

∷ 치병 계획 수립

열심히 사회 생활하던 중 병원으로부터 암(癌)을 비롯한 난치병의 진단을 받게 될 때 참으로 당혹스럽지 않을 수 없다. 당장 암 수술을 하느냐 안 하느냐의 선택 문제가 현안 사항으로 떠오르게 된다.

가능하면 현대 의학과 자연 의학 및 한의학의 장점을 접목시킨 상호 보완의 자세가 가장 중요하다고 생각되지만, 구체적 상황에서는 많은 갈등이 수반될 수밖에 없다. 정말 보다 열린 마음 자세가 필요하리라 본다.

다음으로 공감 받을 수 있고 실천 가능한 치병 계획을 수립하는 것이 매우 중요하다. 거동이 불편한 환자일 경우 장기간의 간병은 가족 전체의 생활 리듬을 깨뜨릴 수밖에 없기 때

문에 치병 계획은 현실성 있게 신중히 수립하여야 할 것이다.

인체 각 기관의 세포는 간(肝)을 비롯하여 대다수가 100일 정도가 되면 교체되는(적혈구의 생명은 120여 일) 점에 비추어 볼 때 '100일 작전'이 성공할 가능성이 가장 높다고 보지만 당장 급한 사람이거나 간병 상황을 고려하여 여기서는 '한 달 계획'을 제시한다.

사실 필자의 어머님을 치료할 때도 전체 가족회의에서 한 달을 설정하고 기간 내 차도가 없다면 그 때 포기하는 한이 있더라도 한 달간은 전력투구(全力投球)하자는 의견을 제시하여 공감(共感) 받았던 것이다.

:: 치병 일과표 정리

이렇게 기본 치병 계획이 수립되고 일과표가 작성되면 환자와 보호자들은 철저하게 이를 시행하고, 그 진행 과정을 기록하는 것이 좋다.

여기서는 필자가 1992년도 어머니의 뇌출혈과 폐암을 자연 치료할 때 짰던 일과표를 토대로 하여 이 책의 전반적인 내용을 다시 한 번 요약 정리하였다.

필자는 1994년 책을 처음 발간한 이래 인연이 닿아 상담한 많은 사람들이 건강을 회복하고 활발히 사회생활을 하는 것을 두고 볼 때, 이 치병 일과표는 평소의 건강관리뿐만 아니라 암을 비롯한 어떠한 질병에 대해서도 의미 있는 지침이 되리라 확신한다.

오늘 하루를 얼마나 최선을 다해 보내느냐, 이것이야말로 인생의 항로에서나 치병(治病)에 있어서 가장 중요한 명제가 아닐 수 없다.

[치병 일과표 예시]

- 공기 · 물 · 햇볕이 좋은 곳에서
- 1주차　　 : 녹즙 및 포도 등 과일 식사, 운동 · 제독법
- 2~3주차 : 녹즙 및 생식 요법, 운동 · 제독법
- 4주차　　 : 녹즙 및 현미콩잡곡밥, 운동 · 제독법

이 장에서 소개되는 치병일과표는 필자가 1992년 어머니의 중병을 치료할 때 실제 활용했던 것을 재정리 한 것이다.

당시에는 생수나 녹즙은 모두 27℃ 전후의 상온을 유지해 음용토록 했다.

녹즙이야 그 특성상 당연히 상온 상태에서 마시는 게 맞다고 본다. 그러나 물 마시기는 〈제2장〉에서 밝힌바와 같이 생수보다는 오히려 뜨거운 물이 더 낫다는 입장으로 정리하였다. 분명한 것은 녹즙이든 생수든 결코 차게 마셔서는 안 된다는 것이다. 이러한 관점에서 물은 모두 뜨거운 물로 정리하였다. 다만 뜨거운 물마시기가 어려운 경우는 상온의 생수를 음용토록 한다.

06:00 기상 : 기도, 물2컵+숯가루 1수저, 운동

아침에 일어나면 안정되고 밝은 마음으로 제일 먼저 기도를 하여야 한다.

신앙이 있는 분들은 자신의 신앙에 의존하고, 없는 분들은 자신에 내재되어 있는 수호신(守護神)이나 천지신명(天地神明)께 지극하고 간절한 마음으로 기도를 하여야 한다.

물론 이때 치유 확신에 대한 강력한 이미지(image)를 형성하는 것이야말로 무엇보다도 중요함은 재론의 여지가 없다.

기도와 함께 해당 질병에 치유 효과가 있는 것으로 인정받고 있는 음악을 듣는 것이 긴장을 완화해 주고 마음을 평안하게 하는 효과가 있어 매우 유익하다고 본다.

다음으로 숯가루 1~2수저를 따뜻한 물 2컵과 함께 마신다.

숯가루를 먹을 때는 물을 씹는 기분으로 천천히 여유있게 마시되 숯가루가 체내에 들어가 독덩어리를 흡착하여 빠져나가는 강한 이미지를 그리도록 한다.

물을 마신 다음에는 제2장에 소개된 각종 운동을 하여야 한다. 먼저 모관운동을 반드시 하여야 한다. 거동이 불편한 사람의 경우에는 간병하는 사람들이 해 주도록 한다.

그리고 손바닥을 36회 문지른 다음 환부 주위를 비롯한 전신을 문지르는 경혈 마찰을 실시한다.

아무리 거동이 불편한 환자의 경우에도 쉬지 않고 그야말로 시도 때도 없이 손끝과 발끝을 움직이도록 해야 하고, 간병자 또한 환자의 손발과 배 부위를 쉬지 않고 주물러 기혈(氣血)의 순환을 촉진하여야 한다.

운동을 하지 않고서 건강을 바란다는 것은 나무에서 고기를 구하는 격이다.

운동은 척추 균형 운동 등 정적인 운동을 먼저 한 후 땀이 나는 유산소 운동을 해야 치병(治病)운동이 된다고 본다.

물론 운동을 할 수 없는 상태인 경우는 기혈 순환 요법만 실시하고 땀은 목욕을 통해 흘리도록 한다.

07:00 뿌리 채소류(1컵) : 우엉, 도라지, 연뿌리, 마, 당근, 비트($\frac{1}{2}$), 야콘 등

아침에는 뿌리 채소류의 녹즙을 마신다. 뿌리 채소류는 양성을 띠고 있으며 특히 제독 효과가 크다.

이중 비트는 '피의 덩어리'라 불릴만한 것이고 야콘은 향긋하고 맛이 매우 좋으므로 첨가하는 것이 좋다. 분량은 한 컵 정도 나올 수 있도록 적절히 조절하면 될 것이다.

이 녹즙은 아침 운동으로 땀흘린 직후 마시는 것이 가장 효과적이다. 입맛을 상실한 중환자에게는 이 녹즙 마시기도 결코 쉽지 않다. 그러나 천천히, 몇 차례 나누어서라도 마시도록 하고 그 효과에 대해 강력한 암시(暗示)를 주는 것이 좋다.

녹즙을 마신 후에는 배와 가슴 부위를 부드럽게 경혈 마찰해 주는 것이 좋다.

　　최근 녹즙 요법으로 성인병이 치유되었다는 임상 사례가 많이 발표되고 있고 그 먹는 방법 또한 다양하게 소개되고 있으나 녹즙 요법만으로 만병을 고치겠다는 생각은 매우 순진하고 위험한 발상이라 본다.

　　녹즙 요법은 어디까지나 자연건강법의 일부분임을 항상 명심하여야 한다.

08:00 아침 식사 : 1주차 ⇒ 과일 식사, 2~3주차 ⇒ 생식 요법

1주차 : 과일 식사

　　과일에는 단백질이 없고 최소한의 에너지 공급밖에 할 수 없으므로 과일만으로 식사할 경우 에너지 보충을 위해 체조직을 소모시키는데 이때 정상 조직보다 암세포 같은 불안정 조직이 먼저 소모되어 녹아 나오게 된다는 것이다.

　　각자의 상태에 따라서 이 과일 식사 기간을 조절하되 암을 비롯한 중증의 환자는 최소한 1주일은 이 과일만으로 식사를 하는 것이 좋다.

　　또한 경우에 따라서는 1달간을 과일만으로 식사를 한다고 하여도 녹즙 요법을 병행하는 이상 영양 등의 문제는 전혀 걱정할 필요가 없다고 본다.

　　식사용 과일은 포도가 가장 이상적이나 그 외 제철에 나오는 과일을 적절히 선택하면 된다. 다만 모든 과일은 숯가루나 통밀가루 또는 식초를 탄 생수에 30분 이상 담그어 농약을 제독한 후 껍질째 먹어야 한다.

입맛이 없어 과일마저 먹기 어려울 때는 과일즙을 내어 조금씩 천천히 먹도록 한다.

2주차 : 생식 요법

- 식사 : 생식 가루 2수저+참깨, 들깨 각 1수저+썰은
  생채소+들기름 1수저 ⇒ 생김 1장에 싸서 천천히
- 식후 : 호두 1개, 잣, 생땅콩 3~4개 등 견과류 섭취

화식(火食)보다 생식(生食)이 좋은 것은 각종 영양분의 파괴가 적다는 점뿐만 아니라 생식을 하면 효소의 활동이 왕성해져서 제독 효과가 뛰어나다는 데 더 큰 이유가 있다.

여기서 생식 가루는 현미, 통보리, 기타 잡곡류의 생가루와 볶은 콩가루를 섞어서 만든 것으로 분쇄기만 있으면 집에서 쉽게 만들 수 있다.

공기와의 접촉이 많을 경우 상하기 쉬우므로 유의해야 한다. 생채소는 무순, 배추, 돌미나리, 케일, 기타 채소들을 적당히 썰어서 사용하는데 식욕이 왕성한 보통 사람의 경우에는 굳이 썰어서 먹을 필요가 없다.

식후에는 양질의 식물성 지방질이 많이 함유되어 있는 잣이나 호두, 생땅콩 등의 견과류를 조금 섭취하여(한움큼씩 먹는 것은 좋지 않다) 기력이 떨어지는 것을 막도록 한다.

이때 검증된 양질의 건강 보조 식품을 함께 먹으면 좋다고 본다.

10:00 제독법

제독법이란 문자 그대로 체내의 독을 제거하는 방법이며 명실공히 자연치료법이라 할 것이다. 제2장 「제독의 기본 원칙」 편에서 언급한 바 있지만 우리 인체의 독은 기본적으로 대변, 소변, 땀, 호흡을 통해서 배출할 수밖에 없다.

즉, 이 4대 요소를 관장하는 피부(땀구멍), 대장, 신장, 호흡기(코, 입, 폐)를 우선 잘 관리하여야 한다는 것이다.

먼저 대변을 통해서 독을 배출하여야 한다. 제2장에서 논했듯이 체내에 숙변이 제거되지 않는 한 암을 비롯한 중증의 난치병은 치유되기 어렵다고 본다.

따라서 일단 숯관장을 통하여 체내의 묵은 변을 배출시키고 대장을 깨끗하게 해야 한다.

관장은 공복시가 좋으며 꼭 오전에 하는 것은 아니다. 오히려 숙면(熟眠)과 관련해 볼 때 취침전 저녁에 하는 것이 더욱 유익하다고 생각된다.

특히 뇌출혈 등 뇌졸중 환자에게 가장 중요한 것이 대변 문제이기 때문에 필자가 어머님을 치료할 때 가장 신경쓴 부분이 바로 이 숯관장이었다.

장이 맑아야 뇌가 맑은 것이다. 필자 어머님의 경우 매일 숯관장을 실행한 지 보름 만에 숙변이 배출되었다. 그 이후 빠른 속도로 차도를 보였었다.

소변을 통한 독의 배출은 한마디로 물을 많이 마셔야 한다. 물론 신장을 튼튼하게 하는 여러 가지 운동 요법을 병행하여야겠지만 무엇보다도 뜨거운 물을 오전 공복 시간대에 자주 그리고 많이 마셔야 한다는 원칙을 잊어서는 안 된다.

그런데 체내에 침투된 중금속 등의 악성 독(毒)은 대변이나 소변으로 배출되지 않는다. 오직 2백만 개나 되는 땀구멍에서 나오는 땀을 통해서만 배출되는 것이다.

따라서 땀 흘리는 유산소 운동은 치병의 가장 중요한 조건이 아닐 수 없다. 그러나 중증의 환자는 물리적으로 땀 흘리는 운동을 할 수 없을 것이다. 이때는 바로 목욕을 통해서 땀을 흘려야 한다.

목욕은 유산소 운동을 한 건강한 사람에게서도 필수적임은 너무나 당연한 상식이다. 또한 제2장「물 치료」편에서 언급했듯이 암세포가 고온(高溫)에 취약하다는 사실에 비추어 볼 때 목욕을 통한 제독법은 자연치료법의 왕이라 할 것이다.

평소에는 목욕탕에서 반신욕을 한 후 냉·온욕을 해도 좋겠지만, 치병용 목적으로는 집에서 숯가루 열탕 목욕하기를 적극 권한다. 수술 등으로 신체 여건상 전신 목욕이 어려운 경우에는 반드시 각탕이라도 행해야 할 것이다.

숯가루 열탕 목욕은 1일 1회 실시하는 것이 좋다. 그러나 필자 어머님의 경우는 고령(당시 77세)에다 워낙 쇠약하였기 때문에 3일에 1회씩 총 5회 실시하였었다.

이 숯가루 열탕 목욕법을 시행할 때는 신중해야 한다. 특히 물의 온도를 맞출 때 처음부터 너무 높은 상태로 하지 말고 서서히 올리는 것이 좋다.

필자의 어머니는 목욕 도중 실신한 적이 있었지만 미리 준비해 놓았던 찬 물수건으로 심장과 다리 및 발을 주무르면서 가볍게 전신 지압을 했더니 금방 회복되었다.

사실 이 숯가루 열탕 목욕을 하게 되면 힘든 운동을 한 것처럼 땀이 많이 나면서 체내에 쌓여 있는 온갖 독이 빠져나가게 되므로 탈진되기 쉽다. 그렇다고 특별한 위험이 뒤따르는 요법은 아니므로 크게 걱정할 것은 없다. 다만 환자의 상태와 주의사항만 유념해서 시행한다면 탁월한 치병 효과를 실감하게 될 것이다.

이 목욕법이 끝난 후에는 녹즙이나 포도즙, 당근즙 등을 마셔야 한다.

이 숯가루 열탕 목욕과 함께 제2장 「물」 편에서 소개한 이상적인 사우나, 즉 'Russian Bath'를 할 수 있다면 금상첨화라 할 것이다.

호흡을 통하여 제독하기 위해서는 단전호흡, 복식 호흡이 좋다. 보통의 경우에도 심호흡을 수시로 많이 하길 권고한다. 특히 햇볕의 효능은 무궁무진하므로 하루에 2번 정도 일광욕을 하는 것이 치병에 필수적임을 다시 한번 강조한다.

한편 인제의 정기(精氣)를 관장하는 단전이 강화되면 제독

작용 또한 강해질 수밖에 없다. 살이 타지 않는 간접 단전 쑥 뜸을 꾸준히 뜨면 매우 유익하다. 이때는 중완, 배꼽, 단전 등 세 부위를 동시에 뜨도록 한다(제2장 「단전 쑥뜸」 편 참조).

11:00 잎 채소류 1컵 : 케일, 양배추, 돌미나리, 민들레, 질경이, 무, 배추 등

녹즙을 먹을 때 뿌리 채소류와 잎 채소류는 같이 먹지 않는다. 물론 동일 식품인 경우 잎과 뿌리를 통째로 먹는 것은 상관없다. 그러나 종류가 다른 야채의 뿌리와 잎을 같이 먹게 되면 기(氣)의 상충 작용이 있어 효과가 반감된다.

뿌리 채소류는 아침이나 저녁에 먹고 잎 채소류는 햇볕의 작용이 활발한 낮에 먹으면 최대 효과를 거둘 수 있다.

따라서 날씨가 흐리거나 비가 오는 날에는 잎 채소류 녹즙을 마시지 않는 것이 좋다. 왜냐하면 잎 채소류의 녹즙은 햇볕의 도움 없이는 체내에서 비타민 형성과 칼슘 흡수가 원활하지 않기 때문이다.

녹즙 먹기가 영 불편할 때는 생수를 혼합해 먹어도 좋다. 자연산이 아닌 재배 야채를 녹즙으로 먹는 경우는 과일과 마찬가지로 반드시 농약 성분을 제거한 후 사용해야 한다.

직장 생활 등으로 도저히 낮에 먹을 수 없을 경우에는 아침에 뿌리 채소류 녹즙을 열심히 먹고 낮에는 녹즙 대신 생야채를 오래 꼭꼭 씹어 먹기를 당부한다.

필자는 돌미나리와 민들레, 질경이 등을 채취하기 위하여 시골 마을을 돌아다닌 적이 있다. 본인이나 간병인이 직접 채취하는 그 마음 자체가 치유에 도움이 됨은 물론이다. 무는 집에서 직접 토양 재배하는 것이 좋다.

12:00 점심 식사 : 아침과 동일

점심은 과일 식사든 생식이든 아침과 같이 먹도록 한다. 직장 생활을 하는 사람은 과일을 휴대하거나 담뱃갑보다 작은 통을 마련해서 거기에 생식 가루를 넣어두는 방법을 이용하면 된다.

물론 보통 사람의 경우 직장이라는 특수 환경 속에서 별나게(?) 음식을 먹는 것이 쉽지는 않을 것이다. 따라서 자신이 처한 환경에서 선택 가능한 방법을 모색하는 지혜가 필요하다.

그러나 암이나 중증의 당뇨병 또는 심장 질환이나 신부전증 등 난치병에 걸려 있는 사람이 상황을 핑계로 음식을 가려 먹지 않는다는 것은 말도 안 된다.

자신의 건강 문제를 본인의 의지로 조정하지 못 하고 대인 관계 때문에 방치해 둔다는 것은 자살 행위나 다름없는 어리석은 행동인 것이다.

식후에는 가벼운 운동을 하여야 한다. 산책을 하든지 제자리걸음을 하든지 상황에 맞게 적절한 운동법을 선택, 실천하여야 한다.

14:00 제독

　오전에 행하는 제독법과 동일하다. 다만 숯관장법과 숯가루 열탕 목욕법은 1일 1회 하는 것이 원칙이므로 제외한다.

　다만 여기서는 필자 어머님의 뇌출혈 치료시 사용한 올리브유–숯떡 바르기에 대해 살펴본다.

　뇌출혈이란 쉽게 말하면 머리 속의 혈관이 터졌다는 얘기로, 머리 속에 어혈(죽은 피)이 뭉쳐 있을 게 틀림없다.

　머리 속이든 내장이든 모두 피부 표면과 모세혈관으로 연결되어 있으므로 속의 부위를 직접 건드리지 않고 피부를 통해 독을 배출하는 게 훨씬 효과적이고 고차원적일 것은 당연하다. 이런 면에서 숯과 올리브유의 흡착 기능을 활용하여 제독하는 방법은 매우 유익하다.

　필자와 큰형수는 일단 가위로 어머님의 머리털을 모두 깎았다. 서글퍼하는 어머님을 안심시키면서 어렵사리 깎은 것이다. 그리고는 매일 올리브유–숯떡을 머리에 붙였다. 그런 어머님의 모습은 흡사 부상병의 모습 같았다.

　보통은 혈관이 터진 부위에만 바르지만 어머님의 경우는 어느 한 부분의 문제가 아니었기 때문에 머리 전체를 올리브유–숯떡으로 감쌌던 것이다.

　이 올리브유–숯떡은 걸어 다니기 시작하신 후에도 한동안 계속하여 근 한 달간을 매일같이 갈아 붙였다. 이때 올리브유–숯떡은 올리브 기름에 숯가루를 적당량 섞어 반죽하여 만드는데, 커다란 거즈 위에 바른 후 그 거즈를 머리에 붙이면 된다.

16:00 뿌리 채소류 녹즙 1잔 : 아침과 동일

해가 긴 여름에는 시간을 조금 늦추는 것이 좋다. 녹즙을 하루 세 차례 마실 경우 아침과 저녁 무렵에는 뿌리 채소를 먹고 낮에는 잎 채소를 먹도록 한다.

그리고 녹즙을 먹을 때마다 녹즙으로 인해 맑은 피가 만들어지고 이에 따라 우리 몸의 세포와 조직이 새롭게 바뀌며 백혈구의 활동도 왕성해지는 모습을 강하게 상상한다면 더욱 큰 효과를 거둘 수 있다.

움직일 수 있는 사람은 가벼운 운동에서부터 점차 강도 높은 운동을 하도록 하고 심호흡이나 복식 호흡 또는 단전호흡을 통해 맑은 산소를 수시로 충분히 마실 수 있게 한다.

환자는 반드시 햇볕이 잘 드는 방에서 기거하도록 해야 하며 틈나는 대로 일광욕을 시키는 것은 필수적이다.

당시 필자의 어머님이 기거하시던 곳은 대구의 외곽지(월배 도원동)로써 비교적 공기도 맑고 햇볕도 잘 들어서 치료에 도움이 되었다고 본다.

그리고 어머님이 평소 좋아하시던 〈천수경〉을 틀어놓아 정서적인 안정을 꾀한 것도 도움이 된 것 같다.

이 음악 치료 요법은 점차 관심을 끄는 제3의 의학으로 발돋움하고 있는데 필요한 경우에는 전문 음악치료사의 자문을 받는 것이 효과적일 것이다.

17:00 저녁 식사 : 과일이나 과즙만으로

장이 맑아야 뇌가 맑다. 그리고 뇌가 맑아야 온갖 생명 물질을 만들어 내는 것이다. 특히 저녁 식사는 잠자기 4시간 전에 끝내야 뇌가 제대로 쉬게 되고 숙면을 취하게 된다는 것이 뇌 관련 연구의 일치된 견해다.

따라서 저녁은 소식을 하거나 장을 비워야 한다는 원칙은 당연하다. 사회생활 영위 과정에서 저녁을 먹지 않는다는 것은 현실적으로 어려움이 있겠지만 치병(治病)과 건강이라는 목표를 정했을 때는 이 원칙에 충실하도록 최선을 다하여야 한다.

저녁 식사용 과일로는 아보가도가 제격이며, 그 외 포도나 배 등도 좋다. 필자 어머니의 경우에는 포도와 배 적당량에다 백초분과 솔잎환만 1수저 드시도록 하였다. 과일은 숯가르나 식초 등으로 제독하여 껍질째 먹도록 해야 한다.

20:00 제독법

제독법의 원칙은 오전과 같다. 다만 숯가루를 활용하든지 아니면 그냥이라도 반드시 각탕이나 반신욕을 행하고 척추균형운동을 꼭 실천하기를 권고한다. 이는 숙면을 취하게 하는 조건이기도 하다.

22:00 취침 : 기도, 생수 1컵+숯가루 1숟가락(정적 운동)

피로를 푸는 제일 좋은 방법은 뭐니뭐니해도 잠(수면)이라는 사실에 반박할 사람은 없을 것이다.

'남7 여9'라 하여 사람은 먹지 않고도 7~9일은 견딜 수 있지만 잠을 자지 않고는 3일을 견디기도 어렵다.

실제로 하룻밤만 못 자도 신체 리듬이 깨져서 병적 상태가 되기 쉽고 몸이 제 기능을 제대로 하지 못한다는 것을 경험으로 잘 알고 있는 것이다.

직업의 종류가 갈수록 다양화되고 전문화되는 현대 사회에선 밤을 주요 활동 시간으로 삼는 직업도 있게 마련이다.

사실 사람의 체온은 기본적으로 밤이 되면 점차로 낮아져 새벽 3시 무렵 최저를 기록한 후 다시 차츰 높아져서 한낮에 절정을 이루는 리듬을 가지고 있다.

그렇기 때문에 낮에 활동하고 밤에는 휴식을 취하는 것이 신체의 주기와 조화를 이루는 생활인 것이다.

필자의 어머님은 숙면을 이루지 못해(뇌출혈 환자는 엄청난 두통이 따른다) 보는 사람까지 안타깝게 하였지만 10시에 취침하여 6시에 기상하는 것을 원칙으로 하였다.

거듭 말하지만 잠잘 때 산소가 제대로 공급되지 않는다든지 하여 숙면을 이루지 못하게 되면 낮에 자연식이나 생식으로 건강 관리한 보람도 없이 피가 밤새 독혈로 바뀌게 된다는 것을 명심해야 한다.

당시 어머님이 주무시던 방은 창호지문으로 공기가 쉽게 드나들게 되어 있어서 환기나 실내 온도(18°C 전후가 최적) 및 상대 습도(60~70%가 최적)의 조건에는 별문제가 없었다.

아파트 등 밀폐되기 쉬운 공간에서 생활하는 분들은 환기 문제에 각별히 신경을 써야 한다.

가능하면 밤새 창문을 조금 열어두고 취침하는 것이 좋으며 습도가 맞지 않을 때는 가습기를 틀거나 빨래를 널어두는 것이 숙면의 기본 조건이 된다.

여러 차례 강조한 사실이지만, 우리 몸은 기본적으로 "머리는 차고 발은 따뜻하게, 찬 기운은 위로 따뜻한 기운은 아래로(두한족열, 수승화강)"라는 대원칙 하에 항상성을 유지하고 있다.

이러한 두한족열(頭寒足熱)의 원리에 의해서 어머니의 머리를 시원하게 하려고 노력하였고, 특히 취침할 때는 이 원칙 준수가 더욱 중요하다.

취침시 베개가 중요한 데 어머님의 경우, 뇌혈관에 대한 충격을 배제하면서 머리를 시원하게 해주는 숯베게를 사용하였다.

사실 뇌졸중을 비롯한 머리 질환에는 들국화꽃을 넣어 만든 베개가 효과적이라는 것이 민간요법으로 전해 내려오고 있다.

들국화꽃 베개 같은 것은 일종의 향기 요법(방향 요법)이라 볼 수 있는데 역시 음악 요법과 마찬가지로 제3의 의학이라 불릴만한 것이다.

우리의 오감(五感)을 통해 느껴지는 모든 것들은 우리의 정서와 연결되고 그것이 바로 육체에 영향을 미치게 되는 것이다.

덮고 자는 이불은 가볍고 푹신한 것이 좋으며 속옷은 물론 면으로 된 것을 입어야 한다.

그리고 방바닥은 따뜻해야 한다. 침대의 경우는 딱딱하게 만들어 사용하는 것이 좋고 온돌의 경우는 너무 두껍지 않은 요를 사용해야 한다. 그리고 다소 불편한 점이 있더라도 다리를 묶고 자는 것이 치병에 도움이 된다. 이때 환자의 특성상 개인차가 있을 것이므로 주어진 여건과 환경을 고려해 결정하면 될 것으로 본다.

이러한 취침의 기본적인 조건을 갖춘 후에는 가벼운 모관 운동으로, 특히 다리와 발 부위에 있는 피들을 잘 순환시켜 하루의 피로를 풀게 한다.

그 다음 생수 1컵에 숯가루 1수저를 먹어서 장내에 쌓인 그날 하루의 독을 모두 흡착하여 배출하도록 한다.

마지막으로 오늘 하루의 생활을 마감하는 명상이나 기도를 한다. 이때 몸이 새롭게 태어나고 있다는 강한 이미지를 그리며 그것이 꿈에까지 나타날 정도로 강하게 그릴 수 있다면 암(癌)을 비롯한 어떤 난치병이라도 이미 치유되고 있다 해도 과언이 아니다.

내 건강은 내가 지키고,
내 병은 내가 고친다

건강에 관한 지식이 세상에 얼마나 넘쳐나고 있는가!

이 책에 소개된 각 종 건강법이나 앞에 예시된 치병일과표의 내용은 그야말로 하나의 예시 정보에 불과할 것이다.

중요한 것은 항상 자연치유력을 염두에 두고서 자신어 게 가장 알맞은 건강법을 나름대로 정립하여 꾸준히 실천해 나가는 생활태도라 생각한다.

결국 "내 건강은 내가 지키고, 내 병은 내가 고친다"는 말에 적극 공감하고 싶다.

독자들의 편의를 위하여 본서에 소개된 자연 식품을
쉽게 구입할 수 있고 자연건강법에 대해 보다 많은 정보를
얻을 수 있는 곳을 소개한다.

안현필 건강연구소

· 소 장 : 정병우
· 위 치 : 서울시 구로구 구로6동 123-13호
       (대림전철역 옆)
· 전 화 : (02) 856-4665, 853-6094
※ 본서에 소개된 무공해 자연식품
   숯가루, 관장기 등 모두 취급

* 정병우 원장은 자연 의학에 대해 해박한 지식뿐만 아니라
수년 간 건강 연수를 현장에서 지도하여 왔으며,
필자와는 1990년부터 인연을 맺어오고 있다.

내 건강 비법

초판 1쇄 발행 / 1994년　7월 25일
　　　4쇄 발행 / 1995년　8월 20일
2 판 1쇄 발행 / 1999년 12월　7일
　　　4쇄 발행 / 2003년　1월 21일
3 판 1쇄 발행 / 2010년　6월　1일
　　　2쇄 발행 / 2010년 10월 11일
　　　3쇄 발행 / 2011년　2월 21일

지은이 / 김 용 판
펴낸이 / 김 동 금
펴낸곳 / 우리출판사

등록 / 제9-139호
주소 / 서울시 서대문구 충정로3가 1-38호
전화 / (02) 313-5047 · 5056
팩스 / (02) 393-9696
E-mail / woribooks@wooribooks.co.kr

ISBN 978-89-7561-297-8 13510
정가 10,000원